調和奇方
柴胡桂枝湯

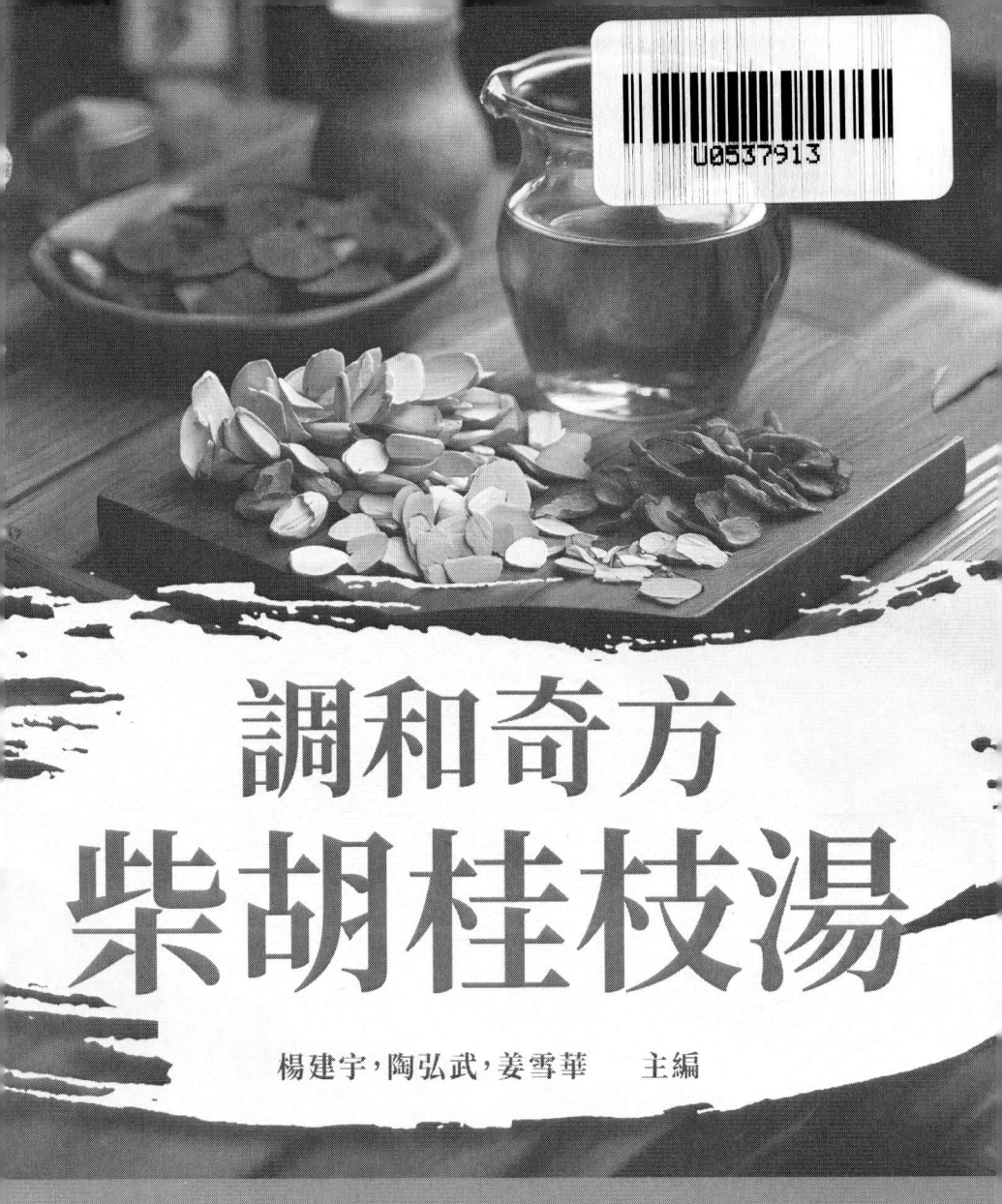

楊建宇,陶弘武,姜雪華　主編

疏肝解鬱,調和營衛

細究源流與方論,全面解析柴胡桂枝湯奧祕
從藥理作用到臨床價值,盡在本書詳盡論述

目錄

▨ 上篇　經典探源

　第一章　方劑源流概述……………………………007

　第二章　臨床藥學基礎……………………………025

　第三章　源流方論解析……………………………069

▨ 中篇　臨證新論

　第一章　方劑臨證概論……………………………119

　第二章　方劑臨證思維……………………………147

　第三章　方劑臨床應用……………………………155

▨ 下篇　現代研究

　第一章　現代實驗研究……………………………199

　第二章　經方應用研究……………………………227

▨ 參考文獻

目錄

上篇
經典探源

　　本篇從三個部分對柴胡桂枝湯進行論述：第一章第一節溯本求源部分從經方出處、方名釋義、藥物組成、使用方法、方解、方歌等方面對其進行系統整理。第二節經方集注選取歷代醫家對經方的代表性闡釋。第三節類方簡析對臨床中較常用的柴胡桂枝湯類方進行簡要分析。第二章對組成柴胡桂枝湯的主要藥物的功效與主治，以及作用機制進行闡釋，對柴胡桂枝湯的功效進行剖析。第三章對柴胡桂枝湯的源流進行整理，對古代醫家方論和現代醫家方論進行論述。

上篇　經典探源

第一章

方劑源流概述

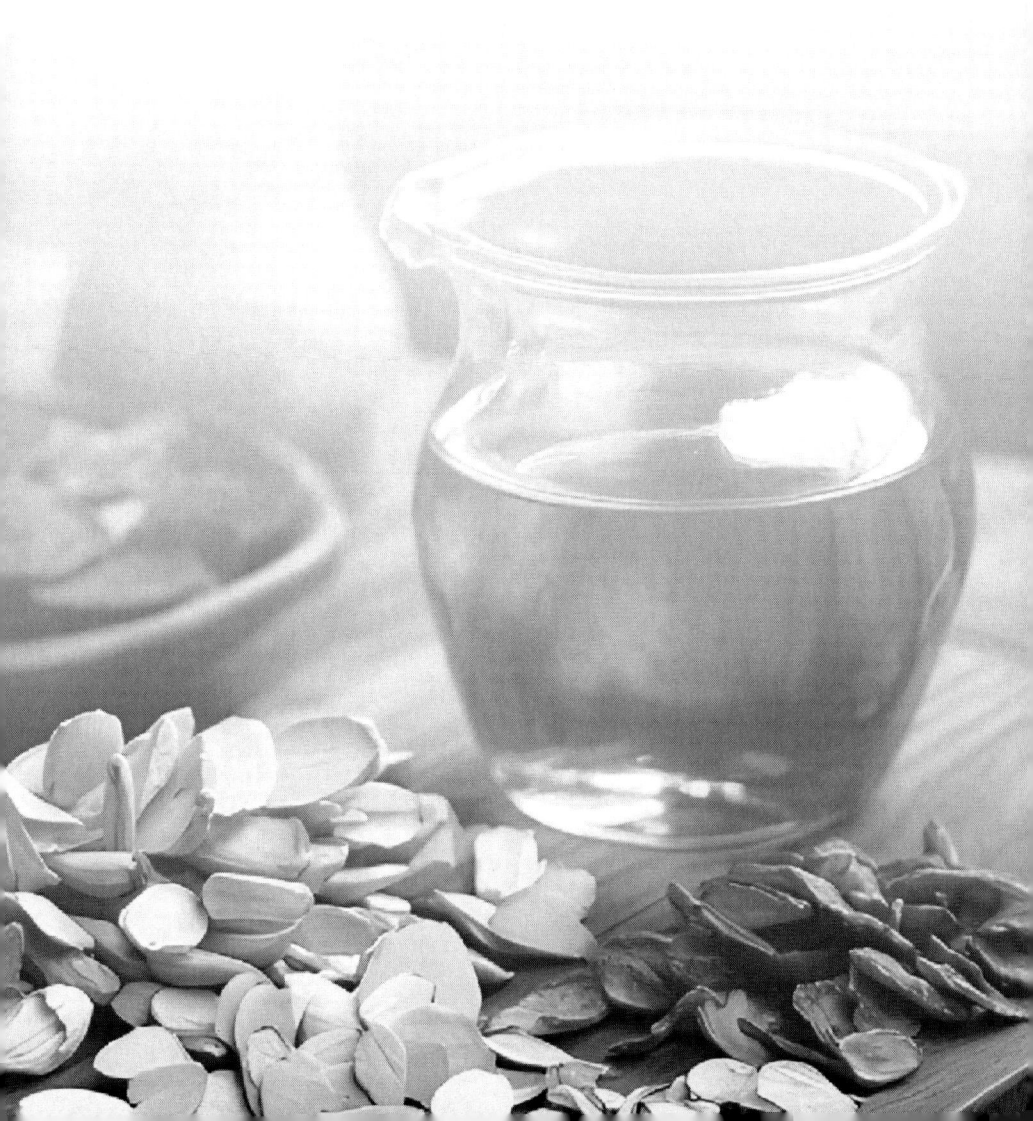

第一節 溯本求源

一、經方出處

《傷寒論》

　　傷寒六七日，發熱，微惡寒，支節煩疼，微嘔，心下支結，外證未去者，柴胡桂枝湯主之。(146)

　　發汗多，亡陽(譫)語者，不可下，與柴胡桂枝湯，和其榮衛，以通津液，後自癒。(「辨發汗後病脈證并治」)

《金匱要略》

　　柴胡桂枝湯方：治心腹卒中痛者。(「腹滿寒疝宿食病脈證治」)

二、方名釋義

　　柴胡桂枝湯共九味藥，其中甘草、大棗、生薑三味是小柴胡湯、桂枝湯的共有藥物，柴胡、黃芩、半夏、人參來自小柴胡湯，桂枝、白芍來自桂枝湯。從用量看，柴胡桂枝湯中，組成桂枝湯的五味藥（包括甘草、大棗、生薑）均採用桂枝湯原方藥物用量的一半，來自小柴胡湯的柴胡、黃芩、半夏、人參四味藥採用小柴胡湯原方藥物用量的一半。

　　柴胡桂枝湯出自《傷寒論》第146條，方由小柴胡湯與桂枝湯各半量合方組成。小柴胡湯與桂枝湯亦均出自《傷寒論》，其

中小柴胡湯是治療少陽病的主方，用以和解半表半裏的病邪，桂枝湯為治療風寒表虛證之主方。

小柴胡湯，《傷寒論》中屬和解之劑。主要為少陽三焦藥。《黃帝內經》云「三焦者，決瀆之官，水道出焉」。按唐容川的解釋，三焦是指周身的油膜連網，上生胸膈，前連包絡，後附於脊，與肝相連，通於膽系，貫絡臟腑。氣根起於腎系，生出兩大板油，其油膜連網從內出外，為皮內之膜，包括瘦肉，其兩端即為筋，而著於骨節之間，即《黃帝內經》云「三焦之腠理也。腠者，皮內之腠理也，理者，紋理也，乃人周身膜網之隙竅道也」。《金匱要略》亦云「腠者，是三焦通會元真之處為血氣所注；理者，是皮膚臟腑之紋理也」。《黃帝內經》又云「少陽內連三陰，外出二陽，為入病之門戶，出病之道路」，及「少陽主樞」言可內可外也。以此證明，少陽三焦在人身中所繫極重，為原氣敷布、水穀出入流化的道路，主氣主水，總司人體的氣化活動。而小柴胡湯功能專理三焦，為少陽第一方也。小柴胡湯寒溫並用，攻補兼施，升降協調。外證得之，重在和解少陽，疏散邪熱；內證得之，還有疏利三焦、條達上下、宣通內外、運轉樞機之效。用柴胡、黃芩寒涼祛邪，同時配半夏、生薑辛溫之品，在清散祛邪的同時配以人參、甘草、大棗等甘平藥益氣養營，扶助正氣。柴胡、黃芩雖同祛邪，但寓一表一裏、一升一降雙解之義，柴胡、黃芩升降相配，合黃芩、半夏辛開苦降，共調氣機之逆亂。此方適用於邪熱侵犯，正氣略有不足，

邪正分爭之證。

　　在《傷寒論》中，小柴胡湯主要用於治療以下方面：少陽病症，邪在半表半裏，症見往來寒熱，胸脅苦滿，嘿嘿不欲飲食，煩心喜嘔，口苦，咽乾，目眩，舌苔薄白，脈弦者；婦人傷寒，熱入血室，經水適斷，寒熱發作有時；或瘧疾，黃疸等內傷雜病而見以上少陽病症者。少陽經病症表現為三焦經以及膽經的病症。少陽病症，邪不在表，也不在裏，汗、吐、下三法均不適宜，只有採用和解方法。本方中柴胡透解邪熱，疏達經氣，清透少陽半表之邪，從外而解為君；黃芩清泄少陽半裏之熱為臣；半夏和胃降逆；人參、炙甘草扶助正氣，抵抗病邪；生薑、大棗和胃氣，生津。使用以上方劑後，可使邪氣得解，少陽得和，上焦得通，津液得下，胃氣得和，有汗出熱解之功效。古人謂少陽經證，不可汗，不可下，亦不可溫，只宜清解，但其組方之中，柴胡略有汗意，黃芩略有下意，生薑、大棗、人參略有溫意。這提示我們，小柴胡湯可以與解表發汗藥合用，如柴胡桂枝湯；可以和攻下藥合用，如大柴胡湯；可以和溫裏藥合用，如柴胡桂枝乾薑湯。

　　桂枝湯，《傷寒論》中屬調和營衛之劑，外證得之而解肌祛經絡之邪，內證得之而補五臟之虛損。營者，陰也，營養各組織，大體指血而言。衛者，陽也，保衛各組織，大體指氣而言。凡體內外，必須營衛和諧，才能正規運化。否則，百疾即生。而桂枝湯，功專調和營衛氣血，安內攘外，所以被列為群

方之冠。桂枝湯外證得之，重在調和營衛，解肌祛風又因肺主氣屬衛，心主血屬營，故內證得之，還有調和氣血、調理陰陽之功。既有和解作用，又有調和功效。桂枝辛溫、發散衛表風寒之邪，芍藥酸寒，收斂營陰之液。方中生薑、大棗一助桂枝散邪，一助芍藥養正甘草甘平，配桂枝則辛甘通陽，配芍藥則酸甘化陰。作為調和方，則桂枝以辛溫通陽氣見長，芍藥酸寒養血為功，生薑、大棗、甘草各助通陽、養陰之效。適用於風寒襲衛，營不內守，或無外邪，但見營衛不和，氣血不調，陰陽失衡者。

在《傷寒論》中，桂枝湯主要用於外感風寒表虛證。頭痛發熱，汗出惡風，鼻鳴乾嘔，苔白不渴，脈浮緩或浮弱者。本方不單可用於外感風寒的表虛證，對病後、產後、體弱而致營衛不和。證見時發熱自汗出，兼有微惡風寒等，都可酌情使用。本方以桂枝為君藥，解肌發表，散外感風寒，又用芍藥為臣，益陰斂營。桂枝、白芍相合，一治衛強，一治營弱，合則調和營衛，是相須為用。生薑辛溫，既助桂枝解肌，又能暖胃止嘔。大棗甘平，既能益氣補中，又能滋脾生津。生薑、大棗相合，還可以升騰脾胃生發之氣而調和營衛，所以並為佐藥。炙甘草之用有二：一為佐藥，益氣和中，合桂枝以解肌，合芍藥以益陰；二為使藥，調和諸藥。所以本方雖只有五味藥，但配伍嚴謹，散中有補，正如柯琴在《傷寒論附翼》中讚桂枝湯為仲景群方之魁，乃滋陰和陽，調和營衛，解肌發汗之總方也。尤其值得一提的是本方的服法，首先是藥煎成取汁，適寒溫服，

服已須臾，啜熱稀粥，藉水穀之精氣，充養中焦，不但易為釀汗，更可使外邪速去而不致復感。去滓溫服，服後少停一二分鐘，飲熱稀粥一碗，以助藥力。同時溫覆令一時許，即是避風助汗之意。待其遍身，微似有汗者，是肺胃之氣已合，津液得通，營衛和諧，腠理復固，所以說益佳。服後用被子溫覆取汗。以遍體溼潤為度。不可如水淋漓，恐汗出過多，不但病不能除，且容易重感風寒。至於服後汗出病瘥，停後服；不效，再服，乃服至二三劑。及禁食生冷黏膩、酒肉臭惡等，尤其是不可令如水流漓，病必不除，是服解表劑後應該注意的通則。除此以外，注意避風，飲食方面可吃些有營養的流動性食物。忌食生冷、油膩、酒肉、五辛、臭惡等不易消化或帶刺激性的食物，以免影響療效。

　　柴胡桂枝湯原治太陽表邪不解，部分病邪轉入少陽所致之太陽少陽併病，方以小柴胡湯可疏肝解鬱，清熱除煩，理脾扶正，使肝氣條達，少陽樞機運轉，鬱於半表半裏之邪熱得除。桂枝湯為桂枝甘草湯辛甘化陽與芍藥甘草湯酸甘化陰之合，用之可外和營衛，內調陰陽、理脾胃，自古即為潮熱汗出之效方。《傷寒論》中以之治療「臟無他病，時發熱自汗出而不癒者」即是明證。柴胡桂枝湯以柴胡湯與桂枝湯二方相合，故其功效當是二者之總括。柴胡桂枝湯是中醫八法中和法的代表複合方劑，和法是糾正人體失和狀態的微調法，其包含多方面的緩和的調整，以達到「中和」狀態。綜合上述，柴胡桂枝湯的配伍規

律表現在四個方面：①用藥緩和，平調陰陽；②補瀉兼施，扶正祛邪；③寒熱並用，辛開苦降；④氣血並調，辛散酸斂。因此柴胡桂枝湯的適應證是病情較輕緩、證情較複雜者，諸如表裏寒熱虛實夾雜且難以速解臟腑陰陽營衛氣血偏盛偏衰而不能自和臟腑功能、氣機升降處於紊亂而不能自調等病況。多表現為邪氣不很盛，或正虛不嚴重，或兩者兼有之。或者病情雖不輕緩，但不宜用峻劑治療。

三、藥物組成

桂枝一兩半（去皮），黃芩一兩半，人參一兩半，甘草一兩（炙），半夏二合半（洗），芍藥一兩半，大棗六枚（擘），生薑一兩半（切），柴胡四兩。

四、使用方法

上九味，以水七升，煮取三升，去滓，溫服一升。桂枝湯的煎服法是：「上五味，㕮咀三味，以水七升，微火煮取三升，去滓，適寒溫，服一升。服已，須臾啜熱稀粥一升餘，以助藥力。溫覆令一時許，遍身，微似有汗者益佳，不可令如水流漓，病必不除。若一服汗出病差，停後服，不必盡劑。若不汗，更服依前法。又不汗，後服小促期間，半日許，令三服盡。若病重者，一日一夜服，周時觀之。服一劑盡，病症猶在

者，更作服。若汗不出，乃服至二三劑。」小柴胡湯的煎服法是：「上七味，以水一斗二升，煮取六升，去滓，再煎取三升，溫服一升，日三服。」三者比較，柴胡桂枝湯的煎藥法類似於桂枝湯，由於不單純以解表發汗為目的，故未提出「微火」煎煮，而與小柴胡湯的「去滓再煎」大有區別。小柴胡湯以和解少陽為目的，去滓再煎可以使藥味充分融合，以發揮和解之效能；同時，去滓再煎也使藥液充分濃縮，避免服藥後嘔吐。柴胡桂枝湯的服法類似於小柴胡湯，而不同於桂枝湯。桂枝湯為了解表發汗，除了溫服以外，尚須「啜熱稀粥一升餘，以助藥力。溫覆令一時許」服藥次數和間隔的時間均視表證是否存在而定，而柴胡桂枝湯不單純以解表為目的，故服法比較簡單，溫服一升，日三服即可。

  煎服法是指湯藥的煎煮和服用的方法。《傷寒論》「煎」與「煮」的概念是不同的，水藥同熬叫「煮」，去滓後單熬藥汁才叫「煎」。張仲景往往用加水量和煎去量或煎取量來描述煎煮湯藥的程度。服法在《傷寒論》中全為「溫服」，除了桃核承氣湯注明為「先食」之外均為餐後服，張仲景對於服藥的量和次數都十分講究。劉渡舟、仝小林等眾多醫家都認為經方的煎服法直接影響經方的療效。小柴胡湯臨床取效的另一個關鍵是必須重視煎服法──去滓再煎，即必須先「煮」（水藥同熬）後「煎」（去滓後單熬藥汁），並非現在常用的兩次分煮，然後將兩次水藥同熬的藥汁兌在一起的煎煮方法。

五、方歌

小柴原方取半煎，桂枝湯入複方全，

陽中太少相因病，偏重柴胡作仔肩。（《長沙方歌括》）

第二節　經方集注

傷寒六七日，發熱，微惡寒，支節煩疼，微嘔，心下支結，外證未去者，柴胡桂枝湯主之。(146)

柯琴

仲景書中最重柴、桂二方。以桂枝解太陽肌表，又可以調諸經之肌表；小柴胡解少陽半表，亦可以和三陽之半表。故於六經病外，獨有桂枝證、柴胡證之稱，見二方之任重不拘於經也。如陽浮陰弱條，是仲景自為桂枝證之注釋；血弱氣虛條，亦仲景自為柴胡證之注釋。桂枝有壞病，柴胡亦有壞病；桂枝有疑似證，柴胡亦有疑似證。病如桂枝證而實非，若腳攣急與胸中痞硬者是已。病如柴胡證而實非，本渴而飲水嘔、食穀嘔，與但欲嘔胸中痛微溏者是已。此條為傷寒六七日，正寒熱當退之時，反見發熱惡寒諸表證，更見心下支結諸裏證，表裏不解，法當表裏雙解之。然惡寒微，發熱亦微，可知肢節煩疼，則一身骨節不疼；可知微嘔，心下亦微結，故謂之支結。

表證雖不去而已輕，裏證雖已見而未甚。故取桂枝之半，以散太陽未盡之邪；取柴胡之半，以解少陽微結之證。口不渴，身有微熱者，法當去人參；以六七日來，邪雖未解，而正已虛，故仍用之。外證雖在，而病機已見於裏，故方以柴胡冠桂枝之上，為雙解兩陽之輕劑也。(《刪補名醫方論》)

高世

發熱惡寒，肢節煩疼，宜麻黃桂枝湯，今因微嘔，心下交結，又兼少陽症，故用柴胡桂枝湯。(《傷寒大白》)

彭子益

既有發熱、惡寒、肢節煩疼之榮衛表證，又有微嘔、心下支結之少陽經證，桂枝湯、小柴胡湯合併雙解也。(《圓運動的古中醫學》)

成無己

傷寒六七日，邪當傳裏之時。支，散也。嘔而心下結者，裏證也，法當攻裏。發熱微惡寒，肢節煩疼，為外證未去，不可攻裏，與柴胡桂枝湯以和解之。(《注解傷寒論》)

汪琥

此條係太陽病傳入少陽之證，少陽邪多，太陽邪少，故從少陽篇例。傷寒六七日，邪氣傳裏之時。成注云，支者，散也。謂邪氣之結，雖起於心下，而散於脅旁。後條辯以支字，解作撐。若有物支撐在胸脅間，其義甚明。兼之微嘔者，此係少陽

之邪正盛也。外證未去，此指上文發熱惡寒支節煩疼而言。夫寒熱而日微，支節疼而日煩，此可徵太陽之表邪已輕，其勢漸趨於裏矣，故以柴胡合桂枝湯以兩解之。(《傷寒論辯證廣注》)

發汗多，亡陽譫語者，不可下，與柴胡桂枝湯，和其榮衛，以通津液，後自癒。

尤在涇

少陽居表裏之間，當肓膜之處，外不及於皮膚，內不及於臟腑，汗之而不從表出，下之而不從裏出，故有汗吐下之戒，而唯小柴胡一方和解表裏，為少陽正治之法，凡十六條。其次則有和解而兼汗下之法，謂證兼太陽之表，則宜兼汗，或證兼陽明之裏，則宜兼下，如柴胡加桂枝湯、柴胡加芒硝湯、大柴胡湯、柴胡桂枝湯等方是也，夫有汗下之禁，而或汗之，或下之，此亦少陽權變法也，凡四條。(《傷寒貫珠集》)

淺田惟常

併病是一邪轉移傳變，與合病之由蘊伏自發者，大不相同，淺田乃謂合病與併病雖有緩急之別，於其治法，則無有異焉，大謬甚矣。蓋由未細審仲師所用合病諸方之故，粗疏之過難辭。大法，太陽陽明併病，太陽表病未罷者，當先表後裏，太陽證罷，但有陽明證者，始可攻裏也。太陽少陽併病，柴胡桂枝湯太少並治（原文太少併病之條，一，頭項強痛或眩冒，或如結胸，心下痞硬者，慎不可發汗，汗則譫語。二，心下硬，頸項強而眩也，慎勿下之。)(《傷寒辨要箋記》)

鄭欽安

理應按法施治，又何必以針刺，而傷無病之經哉？然則如何按法施治？邪入少陽而太陽證未罷，可用柴胡桂枝湯治之。桂枝湯以解太陽之邪，柴胡湯以和解少陽，則眩冒可除。若誤汗則熱邪入於肝經而譫語，當如太陽下篇 16、17 條例，刺期門以泄肝邪，肝之邪熱去，譫語自止。(《傷寒恆論》)

劉渡舟

這兩條合在一起來看，「少陽病不可以吐，吐下則悸而驚」，「少陽不可發汗，發汗則譫語，則煩而悸」。這就是少陽病的禁汗、禁吐、禁下。如果誤用了，就有後果，後果是什麼？一是正氣受傷，一是邪氣傳變。《醫宗金鑑》把《傷寒論》的內容用了幾句話概括，歌訣的體裁：「少陽三禁要詳明，汗譫吐下悸而驚。」底下還有「甚則吐下利不止，水漿不入命難生」，補充了《傷寒論》沒有的內容。所以治療少陽病的時候是禁汗、禁吐、禁下。到了金元時期，李東垣補充一個，還要禁利小便，由三禁變為四禁。這是少陽言其常也，這是常法。少陽病也可汗、可吐、可下、可利小便，大柴胡湯是不是下？柴胡桂枝湯是不是汗？胸滿，少陽之氣鬱了，也可以用瓜蒂散。所以這就得看了，要知常而達變。(《劉渡舟傷寒論講稿》)

柴胡桂枝湯方：治心腹卒中痛者。

丹波元簡

有表邪而挾內寒者，烏頭桂枝湯證也，有表邪而挾內熱者，柴胡桂枝湯證也，以柴胡、桂枝、生薑，升陽透表；人參、半夏、甘草、大棗，補中開鬱；黃芩、芍藥，治寒中有熱。雜合此表裏兩解，寒熱兼除之法也……仁齋直指云：柴胡桂枝湯，治腎氣冷熱不調證，案腎氣，即疝也。（《金匱玉函要略輯義》）

第三節　類方簡析

柴胡桂枝湯是小柴胡湯與桂枝湯的合方變化而來，臨證應用非常廣泛，常用的類方有柴胡桂枝乾薑湯、柴胡加龍骨牡蠣湯等，下面對其進行簡要分析。

一、柴胡桂枝乾薑湯

組成：柴胡半斤，黃芩三兩，桂枝三兩（去皮），乾薑二兩，瓜蔞根四兩，牡蠣二兩（熬），甘草二兩（炙）。

用法：上七味，以水一斗二升，煮取六升，去滓，再煎取三升，溫服一升，日三服，初服微煩，復服汗出便癒。

功用：和解散寒，生津斂陰。

主治：傷寒少陽證，往來寒熱，寒重熱輕，胸脅滿微結，

小便不利，渴而不嘔，但頭汗出，心煩；牡瘧寒多熱少，或但寒不熱。

證治機制：柴胡桂枝乾薑湯見於《傷寒論》第147條：「傷寒五六日，已發汗而復下之，胸脅滿微結，小便不利，渴而不嘔，但頭汗出，往來寒熱心煩者，此為未解也，柴胡桂枝乾薑湯主之。」劉渡舟教授認為，《傷寒論》中少陽為半表半裏，是表裏傳變的樞機，少陽為樞，不僅是表證傳裏的樞機，也是三陽病傳入三陰的樞機。所以少陽病多有兼見證，如少陽兼表的柴胡桂枝湯證，少陽兼裏實的大柴胡湯、柴胡加芒硝湯證。而柴胡桂枝乾薑湯正是與大柴胡湯證相對的方劑，是少陽兼裏虛寒之證。如此，則兼表兼裏，裏實裏虛俱備，少陽為樞之意義才完美。張仲景於146條論少陽兼表的柴胡桂枝湯，緊接著在147條論少陽傳入太陰的柴胡桂枝乾薑湯證，其用意之深，令人玩味無窮。所以，劉老在其《傷寒論十四講》中云：「用本方和解少陽兼治脾寒，與大柴胡湯和解少陽兼治胃實相互發明，可見少陽為病影響脾胃時，需分寒熱虛實不同而治之。」

方解：少陽表裏未解，故以柴胡、桂枝合劑而治之，即小柴胡之變法也。去人參者，因其氣不虛，減半夏者，以其不嘔恐助燥也，加瓜蔞以其能止渴，兼生津液也，倍柴胡加桂枝，以主少陽之表，加牡蠣以軟少陽之結，乾薑佐桂枝，以散往來之寒，黃芩佐柴胡，以除往來之熱，上可制乾薑不益心煩也，諸藥寒溫不一，必需甘草以和之。（《醫宗金鑑》）

方歌：

八柴二草蠣乾薑，芩桂宜三瓜四嘗。

不嘔渴煩頭汗出，少陽樞病要精詳。(《長沙方歌括》)

二、柴胡加龍骨牡蠣湯

組成：柴胡四兩，龍骨、黃芩、生薑（切）、鉛丹、人參、桂枝（去皮）、茯苓各一兩半，半夏二合半（洗），大黃二兩，牡蠣一兩半（熬），大棗六枚（擘）。

用法：上十二味，以水八升，煮取四升，納大黃，切如棋子，更煮一兩沸，去滓，溫服一升。本云柴胡湯，今加龍骨等。

功用：和解清熱，鎮驚安神。

主治：傷寒往來寒熱，胸脅苦滿，煩躁驚狂不安，時有譫語，身重難以轉側，現用於癲癇、精神官能症、梅尼爾氏症以及高血壓病等見有胸滿煩驚為主證者。

證治機制：柴胡加龍骨牡蠣湯見於《傷寒論》第107條：「傷寒八九日，下之，胸滿煩驚，小便不利，譫語，一身盡重，不可轉側者，柴胡加龍骨牡蠣湯主之。」此證乃傷寒誤用了下法，正氣有所耗損，邪犯少陽而致少陽樞機不利，表裏三焦之氣不和。具有和解泄熱、鎮驚安神的功效，用於治療少陽病兼表裏三焦俱病之證。本方是由半量小柴胡湯去甘草加龍骨、牡蠣、桂枝、茯苓、鉛丹、大黃諸藥而成，方中取小柴胡湯劑量的一

半以和解少陽，清肝膽之熱，宣暢樞機，使陷裏之邪得以樞轉而出；去甘草之滯膩，以防留邪；加桂枝通陽透達，行陽氣而解身重，並助小柴胡轉出裏邪，加大黃少量，泄熱和胃，並可止譫語；鉛丹、龍牡重鎮安神，定驚止煩，更妙在茯苓一味，既可淡滲利水，疏通三焦，又能寧心安神，以止煩驚，如此攻補合用，使少陽氣和，三焦通利，其邪得解。

臨床常將本方作為安神劑的代表方之一，因其立法巧妙、適用病症廣泛，成為近代方藥研究的重點。矢數道明先生認為本方為治療實證的處方，其方證主治介於大柴胡湯、小柴胡湯方證之間，方證常表現為胸脅苦滿、心下部有抵抗或自覺膨滿、臍上動悸，腹部上衝感，心悸；不眠煩悶，易驚，焦躁易怒，易動感情，善太息，甚則出現狂亂、痙攣等；小便不利，大便偏祕；此外，還可表現為一身盡重，動作不靈活，難以轉側，身動乏力，水腫麻痺。本方應用的關鍵是抓住患者精神異常的症狀，胸滿煩驚，伴見少陽經循行部位的不適，即可選用。故臨床上多應用於各種精神紊亂的疾病中，如癲癇、精神分裂症、精神官能症、憂鬱症、焦慮症、躁狂症、血管神經性頭痛、失眠、更年期症候群等，並且獲得了較好療效。另有報導，該方可用於治療男性不育、梅尼爾氏症、膽道功能紊亂、心臟血管神經官能症等。

方解：方中柴胡、桂枝、黃芩和裏解外，以治往來寒熱、身重；龍骨、牡蠣、鉛丹重鎮安神，以治煩躁驚狂；半夏、生

薑和胃降逆；大黃泄裏熱，和胃氣；茯苓安心神，利小便；人參、大棗益氣養營，扶正祛邪。共成和解清熱，鎮驚安神之功。

方歌：

參芩龍牡桂丹鉛，苓夏柴黃薑棗全，

棗六餘皆一兩半，大黃二兩後同煎。(《長沙方歌括》)

上篇　經典探源

第二章

臨床藥學基礎

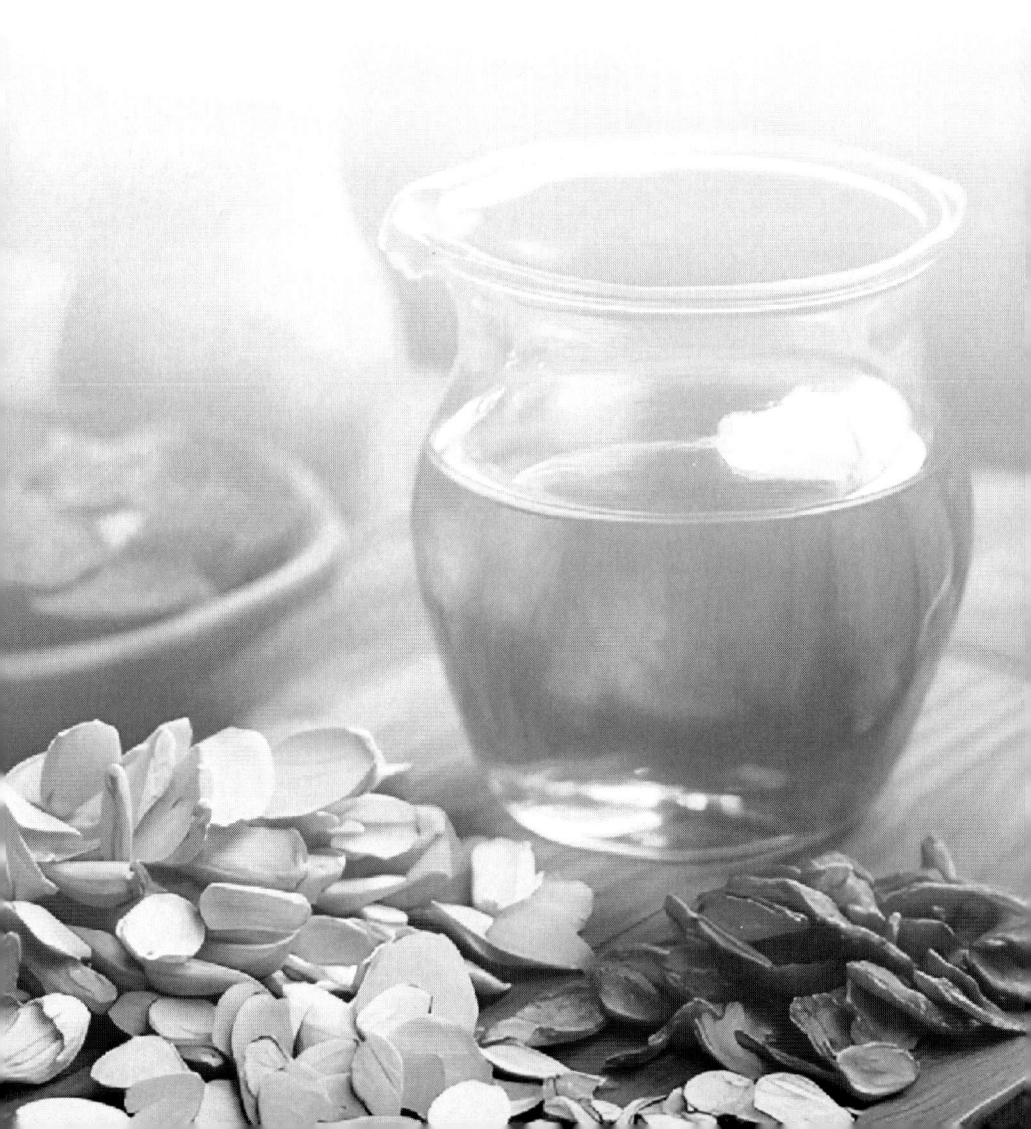

第一節　主要藥物的功效與主治

一、柴胡

柴胡為傘形科植物北柴胡、狹葉柴胡等的根。春、秋季挖取根部，去淨莖苗、泥土，晒乾。北柴胡又名硬柴胡。為植物北柴胡的根，並帶有少許莖的基部。根呈圓錐形，主根順直或稍彎曲，下部有分枝，根頭膨大，呈疙瘩狀，長 6～20cm，直徑 0.6～1.5cm，外皮灰褐色或灰棕色，有縱皺紋及支根痕，頂部有細毛或堅硬的殘莖。質較堅韌。不易折斷，斷面木質纖維性，黃白色。氣微香，味微苦辛。以根條粗長、皮細、支根少者為佳。

性味歸經：苦，涼。入肝、膽經。

功能主治：和解表裏，疏肝，升陽。治往來寒熱，胸滿脅痛，口苦耳聾，頭痛目眩，瘧疾，下利脫肛，月經不調，子宮下垂。

文獻摘錄：

《神農本草經》：主心腹腸胃中結氣，飲食積聚，寒熱邪氣，推陳致新。

《名醫別錄》：主除傷寒，心下煩熱，諸痰熱結實，胸中邪逆，五臟間遊氣，大腸停積，水脹及溼痹拘攣。亦可作浴湯。

《藥性論》：治熱勞骨節煩疼，熱氣，肩背疼痛，宣暢血氣，勞乏羸瘦；主下氣消食，主時疾內外熱不解，單煮服。

《日華子本草》：補五勞七傷，除煩止驚，益氣力，消痰止嗽，潤心肺，填精補髓，天行溫疾熱狂乏絕，胸脅氣滿，健忘。

《滇南本草》：傷寒發汗解表要藥，退六經邪熱往來，痹痿，除肝家邪熱、癆熱，行肝經逆結之氣，止左脅肝氣疼痛，治婦人血熱燒經，能調月經。發汗用嫩蕊，治虛熱、調經用根。

《本草綱目》：治陽氣下陷，平肝、膽、三焦、包絡相火，及頭痛、眩暈、目昏、赤痛障翳、耳聾鳴諸瘧，及肥氣寒熱，婦人熱入血室，經水不調，小兒痘疹餘熱，五疳羸熱。

二、黃芩

黃芩為唇形科植物黃芩的根。春季至夏初採收（秋季亦可）。選生長 3～4 年的植株。將根挖出後除去莖苗、鬚根及泥土，晒至半乾時撞去栓皮，再晒至全乾。乾燥根呈倒圓錐形，扭曲不直，長 7～27cm，直徑 1～2mm。表面深黃色或黃棕色。上部皮較粗糙，有扭曲的縱皺紋或不規則的網紋，下部皮細，有順紋或細皺紋，上下均有稀疏的疣狀支根痕。質硬而脆，易折斷；斷面深黃色，中間有棕紅色圓心。老根斷面中央呈暗棕色或棕黑色朽片狀，習稱「枯黃芩」或「枯芩」；或因中空而不堅硬，呈劈破狀者，習稱「黃芩瓣」。根遇潮溼或冷水則變

為黃綠色。無臭，味苦。以條粗長、質堅實、色黃、除淨外皮者為佳。條短、質松、色深黃、呈瓣狀者質次。

性味歸經：苦，寒。入心、肺、膽、大腸經。

功能主治：瀉實火，除濕熱，止血，安胎。治壯熱煩渴，肺熱咳嗽，濕熱瀉痢，黃疸，熱淋，吐、衄、崩、漏，目赤腫痛，胎動不安，癰腫疔瘡。

文獻摘錄：

《神農本草經》：主諸熱黃疸，腸澼，泄利，逐水，下血閉，惡瘡，疽蝕，火瘍。

《名醫別錄》：主治痰熱，胃中熱，小腹絞痛，消穀，利小腸，女子血閉，淋露下血，小兒腹痛。

《藥性論》：能治熱毒，骨蒸，寒熱往來，腸胃不利，破壅氣，治五淋，令人宣暢，去關節煩悶，解熱渴，治熱腹中疼痛，心腹堅脹。

《日華子本草》：下氣，主天行熱疾，疔瘡，排膿。治乳癰，發背。

《珍珠囊》：除陽有餘，涼心去熱，通寒格。

《滇南本草》：上行瀉肺火，下行瀉膀胱火，男子五淋，女子暴崩，調經安胎清熱，胎中有火熱不安，清胎熱，除六經實火實熱。

《本草綱目》：治風熱濕熱頭痛，奔豚熱痛，火咳，肺痿喉

腥，諸失血。

《本草正》：枯者清上焦之火，消痰利氣，定喘嗽，止失血，退往來寒熱，風熱淫熱，頭痛，解瘟疫，清咽，療肺痿肺癰，乳癰發背，尤祛肌表之熱，故治斑疹、鼠瘻，瘡瘍、赤眼；實者涼下焦之熱，能除赤痢，熱蓄膀胱，五淋澀痛，大腸閉結，便血、漏血。

三、半夏

本品為天南星科植物半夏的乾燥塊莖。夏、秋二季採挖，洗淨，除去外皮及鬚根，晒乾。乾燥塊莖呈圓球形、半圓球形或偏斜狀，直徑 0.8～2cm。表面白色，或淺黃色，未去淨的外皮呈黃色斑點。上端多圓平，中心有凹陷的黃棕色的莖痕，周圍密布棕色凹點狀鬚根痕，下面鈍圓而光滑，質堅實，緻密。縱切面呈腎臟形，潔白，粉性充足；質老或乾燥過程不適宜者呈灰白色或顯黃色紋。粉末嗅之嗆鼻，味辛辣，嚼之發黏，麻舌而刺喉。以個大、皮淨、色白、質堅實、粉性足者為佳。以個小、去皮不淨、色黃白、粉性小者為次。

性味歸經：辛，溫；有毒。歸脾、胃、肺經。

功能主治：燥溼化痰，降逆止嘔，消痞散結。用於痰多咳喘，痰飲眩悸，風痰眩暈，痰厥頭痛，嘔吐反胃，胸脘痞悶，梅核氣；生用外治癰腫痰核。薑半夏多用於降逆止嘔。

文獻摘要：

《神農本草經》：治傷寒寒熱，心下堅，下氣，喉咽腫痛，頭眩胸脹，咳逆，腸鳴，止汗。

《名醫別錄》：主消心腹胸中膈痰熱滿結，咳嗽上氣，心下急痛堅痞，時氣嘔逆；消癰腫，胎墮，治萎黃，悅澤面目。生令人吐，熟令人下。

《藥性論》：消痰涎，開胃健脾，止嘔吐，去胸中痰滿，下肺氣，主咳結。新生者摩塗癰腫不消，能除瘤瘿。氣虛而有痰氣，加而用之。

《日華子本草》：治吐食反胃，霍亂轉筋，腸腹冷，痰瘧。

《醫學啟源》：治寒痰及形寒飲冷傷肺而咳，大和胃氣，除胃寒，進飲食。治太陽痰厥頭痛，非此不能除。

《本草綱目》：治腹脹，目不得瞑，白濁，夢遺，帶下。

四、人參

本品為五加科人參屬植物人參的根，其葉也入藥，叫參葉。一般應採生長5年以上的。秋季採挖，特別是野山參，當果實成熟呈鮮紅色，較易發現，挖時盡可能連鬚根一起挖出，除淨泥土，晒乾叫「生晒參」。經水燙，浸糖後乾燥的叫「白糖參」。蒸熟後晒乾或烘乾的叫「紅參」。

性味歸經：甘微苦，溫。入脾、肺、心經。

功能主治：大補元氣，固脫生津，安神。治勞傷虛損，食少，倦怠，反胃吐食，大便滑泄，虛咳喘促，自汗暴脫，驚悸，健忘，眩暈頭痛，陽痿，尿頻，消渴，婦女崩漏，小兒慢驚，及久虛不復，一切氣血津液不足之證。

文獻摘要：

《神農本草經》：主補五臟，安精神，安魂魄，止驚悸，除邪氣，明目，開心益智。

《名醫別錄》：主治腸胃中冷，心腹鼓痛，胸脅逆滿，霍亂吐逆，調中，止消渴，通血脈，破堅積，令人不忘。

《藥性論》：主五臟氣不足，五勞七傷，虛損瘦弱，吐逆不下食，止霍亂煩悶嘔噦，補五臟六腑，保中守神。消胸中痰，主肺痿吐膿及癇疾，冷氣逆上，傷寒不下食，患人虛而多夢紛紜，加而用之。

《日華子本草》：調中治氣，消食開胃。

《珍珠囊》：養血，補胃氣，瀉心火。

《醫學啟源》：治脾肺陽氣不足及肺氣喘促，短氣、少氣，補中緩中，瀉肺脾胃中火邪。

《主治祕要》：補元氣，止瀉，生津液。

《滇南本草》：治陰陽不足，肺氣虛弱。

《本草蒙筌》：定喘嗽，通暢血脈，瀉陰火，滋補元陽。

《本草綱目》：治男婦一切虛證，發熱自汗，眩暈頭痛，反

胃吐食，痰瘧，滑瀉久痢，小便頻數，淋瀝，勞倦內傷，中風，中暑，痿痹，吐血，嗽血，下血，血淋，血崩，胎前產後諸病。

五、生薑

本品為薑科植物薑的鮮根莖。夏季採挖，除去莖葉及鬚根，洗淨泥土。鮮根莖為扁平不規則的塊狀，並有枝狀分枝，各柱頂端有莖痕或芽，表面黃白色或灰白色，有光澤，具淺棕色環節。質脆，折斷後有汁液滲出；斷面淺黃色，有一明顯環紋，中間稍現筋脈。氣芳香而特殊，味辛辣。以塊大、豐滿、質嫩者為佳。

性味歸經：辛，溫。入肺、胃、脾經。

功能主治：發表，散寒，止嘔，開痰。治感冒風寒，嘔吐，痰飲，喘咳，脹滿，泄瀉；解半夏、天南星及魚蟹、鳥獸肉毒。

文獻摘要：

《神農本草經》：去臭氣，通神明。

《名醫別錄》：主傷寒頭痛鼻塞，咳逆上氣。

《藥性論》：主痰水氣滿，下氣；生與乾並治嗽，療時疾，止嘔吐不下食。生和半夏主心下急痛；若中熱不能食，搗汁和蜜服之。又汁和杏仁作煎，下一切結氣實，心胸壅隔，冷熱氣。

《食療本草》：除壯熱，治轉筋、心滿。止逆，散煩悶，開胃氣。

《本草綱目拾遺》：汁解毒藥，破血調中，去冷除痰，開胃。

《珍珠囊》：益脾胃，散風寒。

《醫學啟源》：溫中袪溼。制厚朴、半夏毒。

《日用本草》：治傷寒、傷風、頭痛、九竅不利。入肺開胃，去腹中寒氣，解臭穢。解菌蕈諸物毒。

《會約醫鏡》：煨薑，治胃寒，泄瀉，吞酸。

六、大棗

本品為鼠李科植物棗的成熟果實。秋季果實成熟時採收。揀淨雜質，晒乾。或烘至皮軟，再行晒乾。或先用水煮一滾，使果肉柔軟而皮未皺縮時即撈起，晒乾。果實略呈卵圓形或橢圓形，長 2～3.5cm，直徑 1.5～2.5cm。表面暗紅色，帶光澤，有不規則皺紋，果實一端有深凹窩，中具一短而細的果柄，另一端有一小突點。外果皮薄，中果皮肉質鬆軟，如海綿狀，黃棕色。果核紡錘形，堅硬，兩端尖銳，表面暗紅色。氣微弱，味香甜。以色紅、肉厚、飽滿、核小、味甜者為佳。

性味歸經：甘，溫。入脾、胃經。

功能主治：補脾和胃，益氣生津，調營衛，解藥毒。治胃虛食少，脾弱便溏，氣血津液不足，營衛不和，心悸怔忡。婦人臟躁。

文獻摘要：

《神農本草經》：治心腹邪氣，安中養脾，助十二經。平胃氣，通九竅，補少氣、少津液，身中不足，大驚，四肢重，和百藥。

《名醫別錄》：補中益氣，強力，除煩悶，療心下懸，腸澼。

《藥對》：殺附子、天雄毒。

《食療本草》：主補津液。洗心腹邪氣，和百藥毒，通九竅，補不足氣。蒸煮食之，補腸胃，肥中益氣。小兒患秋痢，與蟲棗食，良。

《日華子本草》：潤心肺，止嗽。補五臟，治虛勞損，除腸胃癖氣。

《珍珠囊》：溫胃。

李杲：溫以補脾經不足，甘以緩陰血，和陰陽，調營衛，生津液。

《藥品化義》：養血補肝。

《本草再新》：補中益氣，滋腎暖胃，治陰虛。

七、甘草

本品為豆科植物甘草的根及根狀莖。秋季採挖，除去莖基、枝杈、鬚根等，截成適當長短的段，晒至半乾，打成小捆，再晒至全乾。也有將外面栓皮削去者，稱為「粉草」。置

乾燥通風處，防發霉、蟲蛀。乾燥根呈長圓柱形，不分枝，多截成長 30～120cm 的段，直徑 0.6～3.3cm。帶皮的甘草，外皮鬆緊不等，呈紅棕色、棕色或灰棕色，具顯著的皺紋、溝紋及稀疏的細根痕，皮孔橫生，微突起，呈暗黃色。兩端切面平齊，切面中央稍陷下。質堅實而重。斷面纖維性，黃白色，粉性，有一明顯的環紋和菊花心，常形成裂隙，微具特異的香氣，味甜而特殊。根狀莖形狀與根相似，但表面有芽痕，橫切面中央有髓。粉草外表平坦，淡黃色，纖維性，有縱裂紋。帶皮甘草以外皮細緊、有皺溝、紅棕色、質堅實、粉性足、斷面黃白色者為佳；外皮粗糙，灰棕色、質鬆、粉性小、斷面深黃色者為次；外皮棕黑色、質堅硬、斷面棕黃色、味苦者不可入藥。粉草較帶皮甘草為佳。

性味歸經：甘，平。入脾、胃、肺經。

功能主治：和中緩急，潤肺，解毒，調和諸藥。炙用，治脾胃虛弱，食少，腹痛便溏，勞倦發熱，肺痿咳嗽，心悸，驚癇；生用，治咽喉腫痛，消化性潰瘍，癰疽瘡瘍，解藥毒及食物中毒。

第二節　主要藥物的作用機制

一、柴胡

《本草衍義》：柴胡《本經》並無一字治勞，今人治勞方中，鮮有不用者。……嘗原病勞，有一種真臟虛損，復受邪熱；邪因虛而致勞，故日勞者牢也，當須斟酌用之。如《經驗方》中治勞熱，青蒿煎丸，用柴胡正合宜耳，服之無不效。熱去即須急已，若或無熱，得此愈甚……《日華子》又謂補五勞七傷，《藥性論》亦謂治勞乏羸瘦，若此等病，苟無實熱，醫者執而用之，不死何待……如張仲景治寒熱往來如瘧狀，用柴胡湯，正合其宜。

《醫學啟源》：柴胡，此少陽、厥陰引經藥也。婦人產前產後必用之藥也。善除本經頭痛，非此藥不能止。治心下痞、胸膈中痛……能引胃氣上升，以發散表熱。

李杲：柴胡瀉肝火，須用黃連佐之。欲上升則用根，酒浸；欲中及下降，則生用根，又治瘡瘍癖積之在左。十二經瘡藥中，須用以散諸經血結氣聚，功用與連翹同。

《滇南本草》：傷寒發汗用柴胡，至四日後方可用；若用在先，陽症引入陰經，當忌用。

《本草綱目》：勞有五勞，病在五臟。若勞在肝、膽、心及包絡有熱，或少陽經寒熱者，則柴胡乃手足厥陰、少陽必用之

藥；勞在脾胃有熱，或陽氣下陷，則柴胡乃引清氣、退熱必用之藥；唯勞在肺、腎者，不用可爾。然東垣李氏言諸有熱者宜加之，無熱則不加。又言諸經之瘧，皆以柴胡為君；十二經瘡疽，須用柴胡以散結聚。則是肺瘧、腎瘧，十二經之瘧，有熱者皆可用之矣。但要用者精思病原，加減佐使可也。

《本草經疏》：柴胡，為少陽經表藥。主心腹腸胃中結氣，飲食積聚，寒熱邪氣，推陳致新，除傷寒心下煩熱者，足少陽膽也。膽為清淨之府，無出無入，不可汗，不可吐，不可下，其經在半表半裏，故法從和解，小柴胡湯之屬是也。其性升而散，屬陽，故能達表散邪也。邪結則心下煩熱，邪散則煩熱自解。陽氣下陷，則為飲食積聚，陽升則清氣上行，脾胃之氣行陽道，則飲食積聚自消散矣。諸痰熱結實，胸中邪逆，五臟間遊氣者，少陽實熱之邪所生病也。柴胡苦平而微寒，能除熱散結而解表，故能愈以上諸病。大腸停積，水脹，及溼痹拘攣者，柴胡為風藥，風能勝溼故也。

《本草彙言》：柴胡有銀柴胡、北柴胡、軟柴胡三種之分……氣味雖皆苦寒，而俱入少陽、厥陰，然又有別也。銀柴胡清熱，治陰虛內熱也；北柴胡清熱，治傷寒邪熱也；軟柴胡清熱，治肝熱骨蒸也。其出處生成不同，其形色長短黑白不同，其功用內外兩傷主治不同，胡前人混稱一物，漫無分理？《日華子》所謂補五勞七傷，治久熱羸瘦，與《經驗方》治勞熱，青蒿煎丸少佐柴胡，言銀柴胡也。《衍義》云，《本經》並無一字治勞，而

治勞方中用之，鮮有不誤者，言北柴胡也。然又有真臟虛損，原因肝鬱血閉成勞，虛因鬱致，熱由鬱成，軟柴胡亦可相機而用。如傷寒方有大柴胡湯、小柴胡湯，仲景氏用北柴胡也。脾虛勞倦，用補中益氣湯，婦人肝鬱勞弱，用逍遙散、青蒿煎丸少佐柴胡，俱指軟柴胡也。業醫者當明辨而分治可也。

《本草正》：柴胡……用此者用其涼散，平肝之熱……其性涼，故解寒熱往來，肌表潮熱，肝膽火炎，胸脅痛結，兼治瘡瘍，血室受熱；其性散，故主傷寒邪熱未解，溫瘧熱盛，少陽頭痛，肝經鬱證。總之，邪實者可用，真虛者當酌其宜，雖引清氣上升，然升中有散，中虛者不可散，虛熱者不可寒，豈容誤哉……柴胡之性，善泄善散，所以大能走汗，大能泄氣，斷非滋補之物，凡病陰虛水虧而孤陽勞熱者，不可再損營氣，蓋未有用散而不泄營氣者，未有動汗而不傷營血者。營即陰也，陰既虛矣，尚堪再損其陰否？然則用柴胡以治虛勞之熱者，果亦何所取義耶。

《藥品化義》：柴胡，性輕清，主升散，味微苦，主疏肝。若多用二三錢，能祛散肌表。屬足少陽膽經藥，治寒熱往來，療瘧疾，除潮熱。若少用三四分，能升提下陷，佐補中益氣湯，提元氣而左旋，升達參芪以補中氣。凡三焦膽熱，或偏頭風，或耳內生瘡，或潮熱膽痺，或兩脅刺痛，用柴胡清肝散以疏肝膽之氣，諸症悉癒。凡肝脾血虛，骨蒸發熱，用逍遙散，以此同白芍抑肝散火，恐柴胡性涼，制以酒拌，領入血分，以

清憂鬱之氣，而血虛之熱自退，若真臟虧損，易於外感，復受邪熱，或陰虛勞怯致身發熱者，以此佐滋陰降火湯除熱甚效。所謂內熱用黃芩，外熱用柴胡，為和解要劑。

《本草崇原》：柴胡，乃從太陰地土、陽明中土而外達於太陽之藥也，故仲祖《卒病論》言傷寒中風不從表解，太陽之氣逆於中土，不能樞轉外出，則用小柴胡湯達太陽之氣於肌表，是柴胡並非少陽主藥。後人有病在太陽而用柴胡，則引邪入於少陽之說，此庸愚無稽之言。

《本經逢原》：柴胡，小兒五疳羸熱，諸瘧寒熱，咸宜用之。痘疹見點後有寒熱，或脅下疼熱，於透表藥內用之，不使熱留少陽經中，則將來無咬牙之患。

《本草經解》：柴胡，其主心腹腸胃中結氣者，心腹腸胃，五臟六腑也，臟腑共十二經，凡十一臟皆取決於膽，柴胡輕清，升達膽氣，膽氣條達，則十一臟從之宣化，故心腹腸胃中，凡有結氣，皆能散之也。其主飲食積聚者，蓋飲食入胃，散精於肝，肝之疏散，又藉少陽膽為生發之主也，柴胡升達膽氣，則肝能散精，而飲食積聚自下矣。少陽經行半表半裏，少陽受邪，邪並於陰則寒，邪並於陽則熱，柴胡和解少陽，故主寒熱之邪氣也。

《本草經百種錄》：柴胡，腸胃之藥也。觀《經》中所言治效，皆主腸胃，以其氣味輕清，能於頑土中疏理滯氣，故其功如此。天下唯木能疏土，前人皆指為少陽之藥，是知末而未知其本也。

《本草求真》：柴胡能治五癆，必其諸臟諸腑，其癆挾有實熱者，暫可用其解散（實熱是外邪內鬱而實）。真虛而挾實熱，亦當酌其所宜。雖引清陽之氣左旋上行，然升中有散，若無歸、芪同投，其散滋甚。虛熱不可寒，血衰火毒者不可燥，豈容誤哉？兼之性滑善通，凡溏泄大便者，當善用之。

《藥徵》：《本草綱目》柴胡部中，往往以往來寒熱為其主治也。夫世所謂瘧疾，其寒熱往來也劇矣，而有用柴胡而治也者，亦有不治也者。於是質之仲景氏之書，其用柴胡也，無不有胸脅苦滿之證。今乃施諸胸脅苦滿，而寒熱往來者，其應猶響之於聲，非直瘧也，百疾皆然。無胸脅苦滿證者，則用之無效焉。然則柴胡之所主治，不在彼而在此。

《重慶堂隨筆》：柴胡，為正傷寒要藥，不可以概治溫熱諸感；為少陽瘧主藥；不可以概治他經諸瘧；為婦科妙藥，不可以概治陰虛陽越之體，用者審之。

《本草正義》：柴胡味苦，而專主寒熱，《名醫別錄》稱其微寒。然春初即生，香氣馥郁，而體質輕清，氣味俱薄，……與其他之苦寒瀉降者，性情功用，大是不同。《本經》、《別錄》主治，多屬腸胃中飲食痰水停滯積聚之證，則諸般積聚，皆由於中氣無權，不能宣布使然。柴胡稟春生之氣，能振舉其清陽，則大氣斡旋，而積滯自化……其治外邪寒熱之病，則必寒熱往來，邪氣已漸入於裏，不在肌表，非僅散表諸藥所能透達，則以柴胡之氣味輕清，芳香疏泄者，引而舉之以祛出邪氣，仍自

表分而散，故柴胡亦為解表之藥，而與麻、桂、荊、防諸物專主肌表者有別……且柴胡之嘔逆及胸痞痛諸證，固皆肝膽木邪橫逆為患，乃以柴胡之升騰疏泄者治之，既非鎮攝之品，何以能制剛木之橫？則以病由外來之邪所乘，肝膽之陽，遏抑不得宣布，失其條達之本性，因而攻動恣肆。柴胡能疏泄外邪，則寒鬱解而肝膽之氣亦舒，木既暢茂，斯諸症自已。乃或又因此而謂柴胡能平肝膽之橫，凡遇木火上淩，如頭痛耳脹，眩暈嘔逆、脅肋痛等證，不辨是鬱非鬱，概投柴胡，愈以助其鴟張，是為虎傅翼，則又毫釐之差，千里之謬矣。且柴胡之治寒熱往來，本主外感之病也，故傷寒、溫熱、溼溫諸病，始則大寒大熱，已而寒熱間斷，發作有時，胸脅不舒，舌苔濁膩者，斯為邪在半表半裏，柴胡泄滿透表，固是專司。若乍病之時，忽寒忽熱，一日數作，則邪在氣分，尚是表病，柴胡亦非其治。若至病久氣虛，亦復寒熱來往，而脈見虛軟，舌色光滑，是謂虛熱，又非邪盛之寒可比，則柴胡升舉，亦非所宜。唯必審知其為脾陽不振，中氣下陷，則東垣補中益氣之方，乃堪採用，然升、柴升清，特其少少之輔佐品耳。至如瘧病之寒熱往來，既有不移時刻，又似仲景小柴胡成法，正為此證一定不易之主方。然在寒熱方盛之初，或多寒，或多熱，亦當分別見證，各為治療，並非用得一味柴胡，便可自謂通治瘧病之祕鑰。唯必至寒熱發作，雖有定時，而日至日晏，則邪入漸深，乃為正氣不足，清陽下陷之候，所謂陽病漸入於陰，非柴胡升舉其清氣，不能提出陰分，還歸於表而病解，則柴胡乃是必不可少

藥。又瘧纏既久，邪勢已衰，而正氣亦憊，是又所謂脾陽不振之候，亦必以柴胡升舉中氣，使其清陽敷布，而後寒熱可止，則須與補脾之藥並用，東垣之補中益氣湯方，最為合拍，是乃虛瘧之宜用柴胡者。此外則雖是往來之寒熱，而柴胡亦非必用之藥矣。

約而言之，柴胡主治，止有二層：一為邪實，則外寒之在半表半裏者，引而出之，使還於表，而寒邪自散；一為正虛，則清氣之陷於陰分者，舉而升之，使返其宅，而中氣自振。此外則有肝絡不疏之證，在上為脅肋支撐，在下為臍腹脹，實皆陽氣不宣，木失條達所致，於應用藥中，少入少許柴胡，以為佐使而作嚮導，奏效甚捷。

柴胡稟春升之性而以氣勝，故能宣通陽氣，祛散寒邪，是去病之藥，非補虛之藥。在脾虛之病用之者，乃少許引導作用，借其升發之氣，振動清陽。提其下陷，以助脾土之轉輸，所以必與補脾之參、芪、朮並用，非即以柴胡補脾也。甄權《藥性論》謂，治熱勞骨節煩疼，虛乏羸瘦，蓋亦指脾氣不振，清陽陷入陰分者言之，故下文更有宣暢氣血四字。明謂此是氣血不暢，用柴胡以振舉其清氣，則氣血自能宣暢，且可透泄其熱，斯為熱勞羸瘦之正治。初非謂勞瘵既成之後，血液耗竭，灼熱將枯，而亦以柴胡升散之也。乃後人不知辨別，竟誤以為勞瘵通治之良方。《日華本草》竟有補五勞七傷之句，以升陽散邪之藥而妄稱為補，大錯鑄成，實源於此；潔古因之，亦直以除

虛勞三字為言，蓋至此而柴胡遂為虛勞之專主矣。亦知勞有五臟之分，虛亦有中下之異，而無不發內熱者。心脾之勞，陽氣鬱結而為灼熱，以柴胡升舉而泄散其熱，宜也。若肝腎之勞，陰精耗爍而為蒸熱，亦以柴胡拔本而發揚其熱，可乎？中虛之熱，為陽入於陰，以柴胡提出陰分，是使之返歸本位，如人墜深淵，挈之登岸，是也。若下虛之熱，為陰出之陽，亦以柴胡舉之上升，是使之脫離根柢，如百穀麗土，拔之石上，可乎？

二、黃芩

《本草圖經》：張仲景治傷寒心下痞滿，瀉心湯四方皆用黃芩，以其主諸熱，利小腸故也。又太陽病下之，利不止，有葛根黃芩黃連湯，及主妊娠安胎散，亦多用黃芩。

《醫學啟源》：黃芩，氣寒，味微苦，治肺中溼熱，療上熱目中腫赤，瘀血壅盛，必用之藥。泄肺中火邪上逆於膈上，補膀胱之寒水不足，乃滋其化源也。《主治祕要》云，其用有九：瀉肺經熱，一也；夏月須用，二也；去諸熱，三也；上焦及皮膚風熱風溼，四也；三也；婦人產後，養陰退陽，五也；利胸中氣，六也；消膈上痰，七也；除上焦及脾諸溼，八也；安胎，九也。單制、二制、不制，分上、中、下也……酒炒上行，主上部積血，非此不能除，肺苦氣上逆，急食苦以泄之，正謂此也。

張元素：下痢膿血稠黏，腹痛後重，身熱久不可者，黃芩與芍藥、甘草同用。肌熱及去痰用黃芩，上焦溼熱亦用黃芩，

瀉肺火故也。瘡痛不可忍者，用苦寒藥，如黃芩、黃連，詳上下，分梢根，及引經藥用之。

李杲：黃芩，味苦而薄，故能瀉肺火而解肌熱，手太陰劑也。細實而中不空者，治下部妙。

朱震亨：黃芩降痰，假其降火也。凡去上焦溼熱，須以酒洗過用。片芩瀉肺火，須用桑白皮佐之。若肺虛者，多用則傷肺，必先以天門冬保定肺氣，而後用之。黃芩、白朮乃安胎聖藥，俗以黃芩為寒而不敢用，蓋不知胎孕宜清熱涼血，血不妄行，乃能養胎，黃芩乃上、中二焦藥，能降火下行，白朮能補脾也。

《本草綱目》：潔古張氏言黃芩瀉肺火，治脾溼；東垣李氏言片芩治肺火，條芩治大腸火；丹溪朱氏言黃芩治上、中二焦火；而張仲景治少陽證小柴胡湯，太陽、少陽合病下利黃芩湯，少陽證下後心下滿而不痛瀉心湯並用之；成無己言黃芩苦而入心，泄痞熱，是黃芩能入手少陰、陽明、手足太陰、少陽六經。蓋黃芩氣寒味苦，苦入心，寒勝熱，瀉心火，治脾之溼熱，一則金不受刑，一則胃火不流入肺，即所以救肺也；肺虛不宜者，苦寒傷脾胃，損其母也……楊士瀛《直指方》云，柴胡退熱，不及黃芩，蓋亦不知柴胡之退熱，乃苦以發之，散火之標也，黃芩之退熱，乃寒能勝熱，折火之本也……黃芩得酒上行，得豬膽汁除肝膽熱，得柴胡退寒熱，得芍藥治下痢，得桑白皮瀉肺火，得白朮安胎。

《本草經疏》：黃芩，其性清肅，所以除邪；味苦所以燥溼；陰寒所以勝熱，故主諸熱。諸熱者，邪熱與溼熱也，黃疸、腸澼、瀉痢，皆溫熱勝之病也，折其本，則諸病自瘳矣。苦寒能除溼熱，所以小腸利而水自逐，源清則流潔也。血閉者，實熱在血分，即熱入血室，令人經閉不通，溼熱解，則榮氣清而自行也。惡瘡疽蝕者，血熱則留結，而為癰腫潰爛也；火瘍者，火氣傷血也，涼血除熱，則自癒也。《別錄》消痰熱者，熱在胸中，則生痰火，在少腹則絞痛，小兒內熱則腹痛，胃中溼熱去，則胃安而消穀也。淋露下血，是熱在陰分也；其治往來寒熱者，邪在少陽也；五淋者，溼熱勝所致也；苦寒清肅之氣勝，則邪氣自解，是伐其本也……黃芩為苦寒清肅之藥，功在除熱邪，而非補益之品，當與黃連並列，雖能清熱利溼消痰，然苦寒能損胃氣而傷脾陰，脾肺虛熱者忌之。

《本草彙言》：清肌退熱，柴胡最佳，然無黃芩不能涼肌達表。上焦之火，山梔可降，然捨黃芩不能上清頭目……所以方脈科以之清肌退熱，瘡瘍科以之解毒生肌，光明科以之散熱明目，婦女科以之安胎理經，此蓋諸科半表半裏之首劑也。

《藥品化義》：黃芩中枯者名枯芩，條細者名條芩，一品宜分兩用。蓋枯芩體輕主浮，專瀉肺胃上焦之火，主治胸中逆氣，膈上熱痰，咳嗽喘急，目赤齒痛，吐衄失血，發斑發黃，痘疹瘡毒，以其大能涼膈也。其條芩體重主降，專瀉大腸下焦之火，主治大便閉結，小便淋濁，小腹急脹，腸紅痢疾，血熱

崩中，胎漏下血，挾熱腹痛，譫語狂言，以其能清腸也。

《本經逢原》：昔人以柴胡去熱不及黃芩，蓋柴胡專主少陽往來寒熱，少陽為樞，非柴胡不能宣通中外；黃芩專主陽明蒸熱，陽明居中，非黃芩不能開泄蘊隆，一主風木客邪，一主溼土蘊著，詎可混論。芩雖苦寒，畢竟治標之藥，唯軀殼熱者宜之，若陰虛伏熱，虛陽發露，可輕試乎？其條實者兼行衝脈，治血熱妄行，古方有一味子芩丸，治女人血熱，經水暴下不止者，最效。

《本經疏證》：仲景用黃芩有三耦焉，氣分熱結者，與柴胡為耦（小柴胡湯、大柴胡湯、柴胡桂枝乾薑湯、柴胡桂枝湯）；血分熱結者，與芍藥為耦（桂枝柴胡湯、黃芩湯、大柴胡湯、黃連阿膠湯、鱉甲煎丸、大黃䗪丸、奔豚湯、王不留行散、當歸散）；溼熱阻中者，與黃連為耦（半夏瀉心湯、甘草瀉心湯、生薑瀉心湯、葛根黃芩黃連湯、乾薑黃芩黃連人參湯）。以柴胡能開氣分之結，不能泄氣分之熱，芍藥能開血分之結，不能清迫血之熱，黃連能治溼生之熱，不能治熱生之溼。譬之解鬥，但去其鬥者，未平其致鬥之怒，鬥終未已也。故黃芩協柴胡，能清氣分之熱，協芍藥，能泄迫血之熱，協黃連，能解熱生之溼也。

三、半夏

《本草衍義》：半夏，今人唯知去痰，不言益脾，蓋能分水故也。脾惡溼，溼則濡而困，困則不能制水。《經》曰，溼勝

則瀉。一男子夜數如廁，或教以生薑一兩碎之，半夏湯洗，與大棗各三十枚，水一升，瓷瓶中慢火燒為熟水，時時呷，數日便已。

成無己：辛者散也，潤也。半夏之辛以散逆氣結氣，除煩嘔，發音聲，行水氣，而潤腎燥。

張元素：半夏，熱痰佐以黃芩，風痰佐以南星，寒痰佐以乾薑，痰痞佐以陳皮、白朮。多用則瀉脾胃。

《湯液本草》：半夏，俗用為肺藥，非也。止吐為足陽明，除痰為足太陰，小柴胡中雖為止嘔，亦助柴胡能止惡寒，是又為足少陽也，又助黃芩能去熱，是又為足陽明也。往來寒熱，在表裏之中，故用此有各半之意，本以治傷寒之寒熱，所以名半夏。《經》云，腎主五液，化為五溼，自入為唾，入肝為泣，入心為汗，入脾為痰，入肺為涕。有涎日嗽，無涎日咳，痰者因咳而動，脾之溼也。半夏能泄痰之標，不能泄痰之本，泄本者泄腎也。咳無形，痰有形，無形則潤，有形則燥，所以為流溼潤燥也。

《本草彙編》：俗以半夏性燥有毒，多以貝母代之，貝母乃少陰肺經之藥，半夏乃太陰脾經、陽明胃經之藥，何可代也。夫咳嗽吐痰，虛勞吐血，或痰中見血，諸鬱咽痛喉痹，肺癰，肺痿，癰疽，婦人乳難，此皆貝母為嚮導，半夏乃禁用之藥。若涎者脾之液，美味膏粱炙？皆能生脾胃溼熱，故涎化為痰，久則痰火上攻，令人昏憒口噤，偏廢僵仆，瘖澀不語，生死且

夕，自非半夏、南星曷可治乎？若以貝母代之，則翹首待斃矣。

《本草綱目》：脾無留溼不生痰，故脾為生痰之源，肺為貯痰之器。半夏能主痰飲及腹脹者，為其體滑而味辛性溫也，涎滑能潤，辛溫能散亦能潤，故行溼而通大便，利竅而泄小便，所謂辛走氣能化痰，辛以潤之是矣。潔古張氏云，半夏、南星治其痰，而咳嗽自癒。丹溪朱氏云，二陳湯能使大便潤而小便長。聊攝成氏云，半夏辛而散，行水氣而潤腎燥。又《和劑局方》用半硫丸，治老人虛祕，皆取其滑潤也。世俗皆以南星、半夏為性燥，誤矣。溼去則土燥，痰涎不生，非二物之性燥也。古方治咽痛喉痺，吐血下血，多用二物，非禁劑也。二物亦能散血，故破傷打仆皆主之。唯陰虛勞損，則非溼熱之邪，而用利竅行溼之藥，是乃重竭其精液。

《本草經疏》：半夏，柴胡為之使。辛溫善散，故主傷寒邪在表裏之間，往來寒熱。苦善下泄，邪在胸中，則心中堅，胸脹咳逆；邪在上焦，則頭眩；邪在少陰，則咽喉腫痛。《別錄》亦謂其消心腹胸膈痰熱滿結，咳逆上氣，心下急痛堅痞，時氣嘔逆，亦皆邪在上焦胸中之所致，故悉主之也。中焦者，足太陰之所治也，有溼有熱，清濁不分則腸鳴，溼熱勝則自汗，入足太陰故並主之。辛能散結，故消癰腫。脾家溼熱，則面色萎黃，實脾、分水、燥溼，則前證俱除，面目因而滑澤矣。辛溫有毒，體滑性燥，故墮胎也……半夏，古人立三禁，謂血家、渴家、汗家也……其所最易誤而難明者，世醫類以其能祛痰，

凡見痰嗽，莫不先投之，殊不知咳嗽吐痰，寒熱骨蒸，類皆陰虛肺熱，津液不足之候，誤服此藥，愈損津液，則肺家愈燥，陰氣愈虛，濃痰愈結，必致聲啞而死。若合參朮，禍不旋踵。蓋以其本脾胃家藥，而非肺腎藥也。寒溼痰飲作嗽，屬胃病者固宜，然亦百之一二，其陰虛火熾，煎熬真陰，津液化為結痰，以致喉癢發咳者，往往而是，故凡痰中帶血、口渴、咽乾，陰虛咳嗽者，大忌之。又有似中風，痰壅失音，偏枯拘攣，及二便閉澀，血虛腹痛，於法並忌。犯之過多，則非藥可救。

《本經逢原》：半夏，同蒼朮、茯苓治溼痰；同瓜蔞、黃芩治熱痰；同南星、前胡治風痰；同芥子、薑汁治寒痰；唯燥痰宜瓜蔞、貝母，非半夏所能治也。

《藥徵》：余嘗讀《本草綱目》半夏條曰，孕婦忌半夏，為其燥津液也。不思之甚矣。古語有之曰，有故無殞，此證而用此藥，夫何忌之有……妊娠嘔吐不止者，仲景氏用乾薑人參半夏丸，余亦嘗治孕婦留飲掣痛者，與十棗湯數劑，及期而娩，母子無害也。

《本草經讀》：今人以半夏功專袪痰，概用白礬煮之，服者往往致吐，且致酸心少食，製法相沿之陋也。古人只用湯洗七次，去涎，今人畏其麻口，不敢從之……此藥是太陰、陽明、少陽之大藥，祛痰卻非專長，故仲景諸方加減，俱云嘔者加半夏，痰多者加茯苓，未聞以痰多加半夏也。

張山雷：半夏味辛，辛能泄散，而多涎甚滑，則又速降，《本經》以主傷寒寒熱，是取其辛散之義，又治心下堅滿而下氣者，亦辛以開泄其堅滿，而滑能降達逆氣也。咽喉腫痛，頭眩咳逆，皆氣逆上衝，多升少降使然，滑而善降，是以主之。胸脹即心下之堅滿，腸鳴乃腹裏之窒塞，固無一非泄降開通之效用。止汗者，汗出多屬氣火上逆為病，此能抑而平之，所以可止，固非肌腠空疏，衛氣不固之虛汗可知。後人止知半夏為消痰主將，而《本經》乃無一字及於痰飲，然後知此物之長，全在於開宣滑降四字，初非以治痰專長，其所以能蕩滌痰濁者，蓋即其開泄滑下之作用。《本經》主治，皆就其力量之所以然者而詮次之……至《別錄》主治，大率皆與《本經》同意，唯多癰腫、萎黃兩者，蓋癰腫仍是脈絡之結滯，萎黃又多溼熱之不通，此能主之，亦猶是開泄之力。悅澤面目，則外敷之面脂藥也……俗本醫書，皆謂半夏專治溼痰，貝母專治燥痰，此其說實自汪訒庵開之。究之古用半夏治痰，唯取其涎多而滑降，且兼取其味辛而開泄，本未有燥溼之意，唯其涎鰲甚，激刺之力甚猛，故為有毒之品，多服者必有喉痛之患，而生薑則專解此毒。古無製藥之法，凡方有半夏者，必合生薑用之，正取其克制之義。而六朝以降，始講製藥，且製法日以益密，而於此物之製造，則尤百出而不窮，於是浸之又浸，搗之又搗，藥物本真，久已消滅，甚至重用白礬，罨之悠久，而辛開滑降之實，竟無絲毫留存，乃一變而為大燥之渣滓，則古人所稱種種功

用，皆不可恃，此所謂矯枉而過其正……或者又疑古書之不可信，不亦冤耶……古書每謂半夏善治風痰，說者輒以辛能散風作解，遂謂治大人中風，小兒驚癇，皆其袪風搜風之功。其實半夏泄降，唯積痰生熱，積熱氣升，而內風自動者，此能降氣開痰，則風陽自息，絕非可以發散外感之風。

四、生薑

成無己：薑、棗味辛甘，專行脾之津液而和營衛，藥中用之，不獨專於發散也。

李杲：孫真人云，薑為嘔家聖藥。蓋辛以散之，嘔乃氣逆不散，此藥行陽而散氣也……俗言上床蘿蔔下床薑，薑能開胃，蘿蔔消食也。

《藥性類明》：生薑袪溼，只是溫中益脾胃，脾胃之氣溫和健運，則溼氣自去矣。其消痰者，取其味辛辣，有開豁沖散之功也。

《醫學入門》：薑，產後必用者，以其能破血逐瘀也。今人但知為胃藥，而不知其能通心肺也。心氣通，則一身之氣正而邪氣不能容，故曰去穢惡，通神明。丹溪云，留皮則冷，去皮則熱。非皮之性本冷也，蓋留皮則行表而熱去，去皮則守中熱存耳。

《本草經疏》：生薑所稟，與乾薑性氣無殊，第消痰、止嘔、出汗、散風、袪寒、止泄、疏肝、導滯，則功優於乾薑。

《藥品化義》：生薑辛竄，藥用善豁痰利竅，止寒嘔，去穢氣，通神明。助蔥白頭大散表邪一切風寒溼熱之症；合黑棗、柴、甘，所謂辛甘發散為陽，治寒熱往來及表虛發熱；佐燈心通竅利肺氣，寧咳嗽；入補脾藥，開胃補脾，止泄瀉。

《本草新編》：薑通神明，古志之矣，然徒用一二片，欲遽通明，亦必不得之數。或用人參，或用白朮，或用石菖蒲，或用丹砂，彼此相劑，而後神明可通，邪氣可闢也。生薑性散，能散風邪，傷風小恙，何必用桂枝，用生薑三錢搗碎，加薄荷二錢，滾水沖服，邪即時解散。或問生薑發汗，不宜常服，有之乎？曰，生薑四時皆可服，但不宜多服散氣，豈特發汗哉。然而多服則正氣受傷，少服則正氣無害，又不可過於避忌坐視，而不收其功也。至於偶受陰寒，如手足厥逆，腹痛繞臍而不可止，不妨多用生薑，搗碎炒熱，熨於心腹之外，以祛其內寒也。

《本草從新》：薑汁，潤，開痰，治噎膈反胃，救卒暴，療狐臭，搽凍耳，點風溼痹痛。煨薑，和中止嘔。用生薑懼其散，用乾薑懼其燥，唯此略不燥散。凡和中止嘔，及與大棗並用，取其和脾胃之津液而和營衛，最為平妥。

《本草經讀》：仲景桂枝湯等，生薑與大棗同用者，取其辛以和肺衛，得棗之甘以養心營，合之能兼調營衛也。真武湯、茯苓桂枝湯用之者，以辛能利肺氣，氣行則水利汗止，肺為水之上源也。大小柴胡湯用之者，以其為少陽本經之藥也。吳茱

茰湯用之者，以其安陽明之氣，陽明之氣以下行為順，而嘔自止矣；少陰之氣，上交於陽明中土，而利亦止矣……今人只知其散邪發汗，而不知其有匡正止汗之功，每於真武湯、近效白朮湯，輒疑生薑而妄去之，皆讀書死於句下之過也。

五、大棗

成無己：張仲景治奔豚，用大棗滋脾土以平腎氣也。治水飲脅痛有十棗湯，益土而勝水也。

《本草綱目》：《素問》言棗為脾之果，脾病宜食之，謂治病和藥，棗為脾經血分藥也。若無故頻食，則生蟲損齒，貽害多矣。

《本草彙言》：沈氏曰，此藥得天地沖和之氣，甘潤膏凝，善補陰陽、氣血、津液、脈絡、筋俞、骨髓，一切虛損，無不宜之。如龍譚方治驚悸怔忡，健忘恍惚，志意昏迷，精神不守，或中氣不和，飲食無味，四體懶重，肌肉羸瘦，此屬心、脾二臟元神虧損之證，必用大棗治之……佐用陳皮，調暢中脘虛滯之痰。

《藥品化義》：大黑棗，助陰補血，入肝走腎，主治虛勞，善滋二便，凡補肝腎藥中，如滋陰降火湯、茯苓補心湯、產後芎歸調血飲、保胎丸、養榮丸、四神丸，俱宜為佐使，因性味甘溫，尤能扶脾養胃耳。

《本經逢原》：古方中用大棗，皆是紅棗，取生能散表也。

入補脾藥，宜用南棗，取甘能益津也。

《長沙藥解》：大棗，補太陰己土之精，化陽明戊土之氣，生津潤肺而除燥，養血滋肝而息風，療脾胃衰損，調經脈虛芤……其味濃而質厚，則長於補血，而短於補氣。人參之補土，補氣似生血也；大棗之補土，補血以化氣也，是以偏入己土補脾精而養肝血。凡內傷肝脾之病，土虛木燥，風動血耗者，非此不可。而尤宜於外感發表之際。蓋汗血一也……桂枝湯開經絡而泄營鬱，不以大棗補其營陰，則汗出血亡，外感去而內傷來矣。故仲景於中風桂枝諸方皆用之，補瀉並行之法也。十棗湯、葶藶大棗數方悉是此意。唯傷寒榮閉衛鬱，義在泄衛，不在泄營，故麻黃湯不用也。

《本經疏證》：《傷寒論》、《金匱要略》兩書，用棗者五十八方，其不與薑同用者，十一方而已，大率薑與棗聯，為和營衛之主劑，薑以主衛，棗以主營，故四十七方中其受桂枝湯節制者二十四，受小柴胡湯節制者六……與薑同用之十七方，不受桂柴節制者，遂無與於營衛歟？此蓋有二焉，皆有涉於營衛，一者營衛之氣為邪阻於外，欲開而出之，又恐其散之猛也，則麻黃劑中加用之，以防其太過；一者營衛之氣為邪阻於內，欲補而達之，又恐其補之壅也，則人參劑中加用之，以助其不及。防之於外者，欲其力勻稱，故分數仍桂枝、柴胡之法；助之於內者，欲其和裏之力優，而後外達能銳，故棗重於薑，此實用薑棗之權輿，棗之功能，尤於是足見者也。

六、甘草

李杲：甘草，陽不足者補之以甘，甘溫能除大熱，故生用則氣平，補脾胃不足，而大瀉心火；炙之則氣溫，補三焦元氣，而散表寒，除邪熱，去咽痛，緩正氣，養陰血。凡心火乘脾，腹中急痛，腹皮急縮者，宜倍用之。其效能緩急，而又協和諸藥，使之不爭，故熱藥得之緩其熱，寒藥得之緩其寒，寒熱相雜者，用之得其平。

《湯液本草》：附子理中用甘草，恐其僭上也；調胃承氣用甘草，恐其速下也；二藥用之非和也，皆緩也。小柴胡有柴胡、黃芩之寒，人參、半夏之溫，其中用甘草者，則有調和之意。中不滿而用甘為之補，中滿者用甘為之泄，此升降浮沉也。鳳髓丹之甘，緩腎溼而生元氣，亦甘補之意也。《經》云，以甘補之，以甘瀉之，以甘緩之……所以能安和草石而解諸毒也。於此可見調和之意。夫五味之用，苦直行而泄，辛橫行而散，酸束而收斂，鹹止而軟堅，甘上行而發。如何《本草》言下氣？蓋甘之味有升降浮沉，可上可下，可內可外，有和有緩，有補有泄，居中之道盡矣。

《本草衍義補遺》：甘草味甘，大緩諸火。黃中通理厚德，載物之君子也。下焦藥少用，恐大緩不能直達。

《本草彙言》：甘草，和中益氣，補虛解毒之藥也。健脾胃，固中氣之虛羸，協陰陽，和不調之營衛。故治勞損內傷，脾虛

氣弱，元陽不足，肺氣衰虛，其甘溫平補，效與參、芪並也。又如咽喉腫痛，佐枳、桔、鼠黏，可以清肺開咽；痰涎咳嗽，共蘇子、二陳，可以消痰順氣。佐黃耆、防風，能運毒走表，為痘疹氣血兩虛者，首尾必資之劑。得黃芩、白芍藥，止下痢腹痛；得金銀花、紫花地丁，消一切疔毒；得川黃連，解胎毒於有生之初；得連翹，散懸癰於垂成之際。凡用純熱純寒之藥，必用甘草以緩其勢……寒熱相雜之藥，必用甘草以和其性……高元鼎云，實滿忌甘草固矣，若中虛五陽不布，以致氣逆不下，滯而為滿，服甘草七劑即通。

《本草通玄》：甘草，甘平之品，合土之德，故獨入脾胃……李時珍以為通入十二經者，非也。稼穡作甘，土之正味，故甘草為中宮補劑。《別錄》云，下氣治滿。甄權云，除腹脹滿。蓋脾得補則善於健運也。若脾土太過者，誤服則轉加脹滿，故曰脾病。人毋多食甘，甘能滿中，此為土實者言也。世俗不辨虛實，每見脹滿，便禁甘草，何不思之甚耶？

《本草正》：甘草，其味至甘，得中和之性，有調補之功，故毒藥得之解其毒，剛藥得之和其性，表藥得之助其升，下藥得之緩其速。助參、芪成氣虛之功，人所知也，助熟地療陰虛之危，誰其曉焉。祛邪熱，堅筋骨，健脾胃，長肌肉。隨氣藥入氣，隨血藥入血，無往不可，故稱國老。唯中滿者勿加，恐其作脹；速下者勿入，恐其緩功，不可不知也。

《藥品化義》：甘草，生用涼而瀉火，主散表邪，消癰腫，

利咽痛，解百藥毒，除胃積熱，去尿管痛，此甘涼除熱之力也。炙用溫而補中，主脾虛滑瀉，胃虛口渴，寒熱咳嗽，氣短睏倦，勞役虛損，此甘溫助脾之功也。但味厚而太甜，補藥中不宜多用，恐戀膈不思食也。

《本草備要》：甘草，胡洽治痰癖，十棗湯加甘草；東垣治結核，與海藻同用；丹溪治癆瘵，蓮心飲與芫花同行⋯⋯仲景有甘草湯、甘草芍藥湯、甘草茯苓湯、炙甘草湯，以及桂枝、麻黃、葛根、青龍、理中、四逆、調胃、建中、柴胡、白虎等湯，無不重用甘草，贊助成功。即如後人益氣、補中、瀉火、解毒諸劑，皆倚甘草為君，必須重用，方能建效，此古法也。奈何時師每用甘草不過二三分而止，不知始自何人，相習成風，牢不可破，殊屬可笑。附記於此，以正其失。

《本經疏證》：《傷寒論》、《金匱要略》兩書中，凡為方二百五十，用甘草者，至百二十方。非甘草之主病多，乃諸方必合甘草，始能曲當病情也。凡藥之散者，外而不內（如麻黃、桂枝、青龍、柴胡、葛根等湯）；攻者，下而不上（如調胃承氣、桃仁承氣、大黃甘草等湯）；溫者，燥而不濡（四逆、吳茱萸等湯）；清者，冽而不和（白虎、竹葉石膏等湯）；雜者，眾而不群（諸瀉心湯、烏梅圓等）；毒者，暴而無制（烏梅湯、大黃蟲丸等），若無甘草調劑其間，遂其往而不返，以為行險徼倖之計，不異於破釜沉舟，可勝而不可不勝，詎誠決勝之道耶⋯⋯金創之為病，既傷，則患其血出不止，既合，則患其腫壅為膿。今

曰金創腫，則金創之腫而未膿，且非不合者也。《千金方》治金創多係血出不止，箭鏃不出，故所用多雄黃、石灰、草灰等物，不重甘草。唯《金匱要略》王不留行散，王不留行、蒴藋細葉、桑東南根，皆用十分，甘草獨用十八分，餘皆更少，則其取意，正與《本經》吻合矣。甘草所以宜於金創者，蓋暴病則心火急疾赴之，當其未合，則迫血妄行。及其既合，則壅結無所泄，於是自腫而膿，自膿而潰，不異於癰疽，其火勢鬱結，反有甚於癰疽者。故方中雖已有桑皮之續絕合創，王不留行之貫通血絡者，率他藥以行經脈、貫營衛，又必君之以甘草之甘緩解毒，瀉火和中。淺視之，則曰急者制之以緩，其實泄火之功，為不少矣……甘草之用生、用炙，確有不同……大率除邪氣、治金創、解毒，皆宜生用。緩中補虛、止渴，宜炙用，消息意會之可矣。

《本草正義》：甘草大甘，其功止在補土，《本經》所敘皆是也。又甘能緩急，故麻黃之開泄，必得甘草以監之，附子之燥烈，必得甘草以制之，走竄者得之而少斂其鋒，攻下者得之而不傷於峻，皆緩之作用也。然若病勢已亟，利在猛進直追，如承氣急下之劑，則又不可加入甘草，以縛賁育之手足，而驅之戰陣，庶乎奏功迅捷，覆杯得效。

中滿者忌甘，嘔家忌甘，酒家亦忌甘，此諸證之不宜甘草，夫人而知之矣；然外感未清，以及溼熱痰飲諸證，皆不能進甘膩，誤得甘草，便成滿悶，甚且入咽即嘔，唯其濁膩太甚

故耳……又按甘草治瘡瘍，王海藏始有此說蓋是甘能解毒之意。李氏《綱目》亦曰甘草頭主癰腫，至張路玉等諸家，乃言甘草節治癰疽腫毒。然癰瘍之發，多由於溼熱內熾，即陰寒之證，亦必寒溼凝滯為患，甘草甘膩，實在所忌。若泥古而投之，多致中滿不食，則又未見其利，先見其害。

七、桂枝

《用藥心法》：桂枝氣味俱輕，故能上行發散於表。

王好古：或問本草言桂能止煩出汗，而張仲景治傷寒有「當發汗」凡數處，皆用桂枝湯；又云，無汗不得服桂枝，汗家不得重發汗，若用桂枝是重發其汗，汗多者用桂枝甘草湯，此又用桂枝閉汗也。一藥二用，與本草之義相通否乎？曰，本草言桂辛甘大熱，能宣導百藥，通血脈，止煩出汗，是調其血而汗自出也。仲景云，太陽中風，陰弱者汗自出，衛實營虛故發熱汗出。又云，太陽病發熱汗出者，此為營弱衛強。陰虛陽必湊之，故皆用桂枝發其汗。此乃調其營氣，則衛氣自和，風邪無所容，遂自汗而解，非桂枝能開腠理，發出其汗也。汗多用桂枝者，以之調和營衛，則邪從汗出而汗自止，非桂枝能閉汗孔也。昧者不知出汗、閉汗之意，遇傷寒無汗者亦用桂枝，誤之甚矣。桂枝湯下發汗字，當認作出字，汗自然發出，非若麻黃能開腠理發出其汗也。其治虛汗，亦當逆察其意可也。

《本草衍義補遺》：仲景救表用桂枝，非表有虛以桂補之；

衛有風邪，故病自汗，以桂枝發其邪，衛和則表密，汗自止，非桂枝能收汗而治之。

《本草綱目》：麻黃遍徹皮毛，故專於發汗而寒邪散，肺主皮毛，辛走肺也。桂枝進達營衛，故能解肌而風邪去，脾主營，肺主衛，甘走脾，辛走肺也。

《本草彙言》：桂枝，散風寒，逐表邪，發邪汗，止咳嗽，去肢節間風痛之藥也……氣味雖不離乎辛熱，但體屬枝條，僅可發散皮毛肌腠之間，游行臂膝肢節之處。

《本草述》：世醫不悟桂枝實表之義，幾以此味能補衛而密腠理。若然，何以不用參、芪耶？夫四時之風，因於四時之氣，冬月寒風，衛為所拼，不能為營氣之故而與之和，故汗出。唯桂枝辛甘能散肌表寒風，又通血脈，故合於白芍，由衛之固以達營，使其相和而肌解汗止也。

《本經逢原》：麻黃外發而祛寒，遍徹皮毛，故專於發汗；桂枝上行而散表，透達營衛，故能解肌……世俗以傷寒無汗不得用桂枝者，非也。桂枝辛甘發散為陽，寒傷營血，亦不可少之藥。麻黃湯、葛根湯未嘗缺此。但不可用桂枝湯，以中有芍藥酸寒，收斂表腠為禁耳。

《長沙藥解》：桂枝，入肝家而行血分，走經絡而達營鬱。善解風邪，最調木氣。升清陽之脫陷，降濁陰衝逆，舒筋脈之急攣，利關節之壅阻，入肝膽而散遏抑，極止痛楚，通經絡而開痹澀，甚去溼寒，能止奔豚，更安驚悸。

《本經疏證》：凡藥須究其體用……桂枝能利關節，溫經通脈，此其體也。《素問・陰陽應象大論》曰，味厚則泄，氣厚則發熱，辛以散結，甘可補虛。故能調和腠理，下氣散逆，止痛除煩，此其用也。蓋其用之道有六：曰和營，曰通陽，曰利水，曰下氣，曰行瘀，曰補中。其功之最大，施之最廣，無如桂枝湯，則和營其首功也。

張山雷：桂枝輕用三五分至七八分，重用一錢至錢半，若營血素虛，而衛陽亦微，外有凜寒，則用一二分與白芍合炒，其舌滑無苔者，且必桂、芍同炒，而揀去桂枝不用，僅取其氣，不食其味，此雖吳下近時新法，而不可謂其無深意者也。桂枝即肉桂之枝，柔嫩細條，芬芳馥郁，輕揚升散，味辛氣溫。祛營衛之風寒，主太陽中風而頭痛。立中州之陽氣，療脾胃虛餒而腹疼。宜通經絡，上達肩臂。溫辛勝水，則抑降腎氣，下定奔豚，開腎家之痹著，若是陽微溲短，斯為通溺良材。唯在燥咳氣升，妄用即教血溢，抑或陰虧液耗，誤投必致病加。其效在皮，而仲景書反去其皮，可悟傳抄之謬，無皮為木，而晚近來或用其木，毋乃嗜好之偏。

曹穎甫：寒溼凝邁於肌肉，陽氣不達於外，仲師因立桂枝湯方，以扶脾陽而達營分之鬱。蓋孫絡滿布腠理，寒鬱於肌，孫絡為之不通，非得陽氣以通之，營分中餘液必不能蒸化而成汗，桂枝之開發脾陽其本能也。但失此不治，溼邪內竄關節，則病歷節；或竄入孫絡而為痛，按之不知其處，俗名寒溼流筋。其鬱塞牽涉肝臟，二證皆宜桂枝。

八、芍藥

《本草圖經》：芍藥，根亦有赤、白二色。崔豹《古今注》云：芍藥有二種，有草芍藥、木芍藥。木者花大而色深，俗呼為牡丹，非也……古人亦有單服食者。安其生服法云，芍藥二種，一者金芍藥，二者木芍藥。救病用金芍藥，色白多脂肉，木芍藥色紫瘦，多脈。若取審看，勿令差錯。若欲服餌，採得淨，刮去皮，以東流水煮百沸出，陰乾，停三日，又於木甑內蒸之，上覆以淨黃土，一日夜熟出，出陰乾。

《本草別說》：謹按《本經》芍藥生丘陵川谷，今出所用者多是人家種植。欲其花葉肥大，必加糞壤，每歲八九月取其根分削，因利以為藥，遂暴乾貨賣。今淮南真陽尤多，藥家見其肥大，而不知香味絕不佳，故入藥不可責其效。今考用宜依《本經》所說，川谷丘陵有生者為勝爾。

《本草衍義》：芍藥全用根，其品亦多，須用花紅而單葉，山中者為佳。花葉多，即根虛。然其根多赤色，其味澀苦，或有色白粗肥者益好，餘如《經》，然血虛寒人禁此一物，古人有言曰，減芍藥以避中寒，誠不可忽。

《本草經疏》：理中氣。脾虛則中滿，實則滿自消，治中則心下不痞，瀉肝則脅下不痛。善噫者，脾病也，脾健則不噫，肝脾之火上炎，則肺急脹逆喘咳，酸寒收斂，以瀉肝補脾，則肺自寧，肺急脹逆喘咳之證自除。涼血補血，則太陽鼽衄自

癒。脾虛則目澀，得補則澀除。肝家無火，則肝血自足；陽維病苦寒熱，及帶脈病苦腹痛滿、腰溶溶如坐水中，皆血虛陰不足之候也；肝脾和，陰血旺，則前證自瘳矣。

《本晶崇原》：芍藥，氣味苦平。風木之邪，傷其中土，致脾絡不能從經脈而外行，則腹痛；芍藥疏通經脈，則邪氣在腹而痛者可治也。心主血，肝藏血；芍藥稟木氣而治肝，稟火氣而治心，故除血痹；除血痹則堅積亦破矣。血痹為病，則身發寒熱；堅積為病，則或疝或瘕；芍藥能調血中之氣，故皆治之。止痛者，止疝瘕之痛也。肝主疏泄，故利小便。益氣者，益血中之氣也。蓋病治則益氣，而血亦行矣。

《注解傷寒論》：芍藥之酸收，斂津液而益榮。

酸，收也，泄也；芍藥之酸，收陰氣而泄邪氣。

李東垣：或言古人以酸澀為收，《本經》何以言利小便？曰：芍藥能益陰滋溼而停津液，故小便自行，非因通利也。曰：又言緩中何也？曰：損其肝者緩其中，即調血也，故四物湯用芍藥。大抵酸澀者為收斂停溼之劑，故主手足太陰經收斂之體，又能治血海而入於九地之下，後至厥陰經。白者色在西方，故補；赤者色在南方，故瀉。

《藥品化義》：白芍藥微苦，以能補陰，略酸，亦能收斂。因酸走肝，暫用之生肝。肝性欲散惡斂，又取酸以抑肝。故謂白芍能補復能瀉，專行血海，女人調經胎產，男子一切肝病，悉宜用之調和血氣。其味苦酸性寒，本非脾經藥，炒用制去其

性，脾氣散能收之，胃氣熱能斂之。主平熱嘔，止泄瀉，除脾虛腹痛，腸胃溼熱。以此瀉肝之邪，而緩中焦脾氣，《難經》所謂損其肝者緩其中。同炙甘草為酸甘相合，成甲乙化土之義，調補脾陰神妙良法，取其色白，屬在西方。

若久嗽者藉此以收肺。又治痢疾腹痛，為肺金之氣，鬱在大腸，酸以收緩，苦以去垢，故丹溪治痢，每劑用至三四錢，大有功效。若純下血痢，又非其所宜也。其力不能通行滲泄，然主利水道者取其酸斂能收諸溼而益津液，使血脈順而小便自行，利水必用益陰也。若痘瘡血不歸附者，用以斂血歸根。

《本草求真》：血之盛者，必賴辛為之散，故川芎號為補肝之氣；氣之盛者，必賴酸為之收，故白芍號為斂肝之液，收肝之氣，而令氣不妄行也。至於書載功能益氣除煩，斂汗安胎（同桂枝則斂風汗，同黃耆、人參則斂虛汗），補癆退熱，及治瀉痢後重，痞脹脅痛，肺脹噯逆，癰腫疝瘕，鼻衄目澀，溺閉，何一不由肝氣之過盛，而致陰液之不斂耳？是以書言能補脾、肺者，因其肝氣既收，則木不剋土，土安則金亦得所養，故脾、肺自爾安和之意。

《藥義明辨》：白芍藥味酸，氣微寒，主收脾之陰氣，泄肝之陽邪。方書云，能補血，是究其功之所及，非指其體之所存也。大凡陰能育乎陽而陽鬱者，以升陽為主，此味在所忌；若陰不能育乎陽而陽亢者，以收陰為主，此味不可少。丹溪言其酸寒伐生生之氣，無乃已甚乎，唯脾氣寒而痞滿難化者忌之。

《本草正義》：仲聖之法，實即秦、漢以前歷聖相傳之法。說者每謂痠痛是肝木凌脾，芍能助脾土而剋肝木，故為腹痛之主藥。要知肝秉剛強之性，非藉陰液以涵濡之，則暴戾恣睢，一發而不可制，當其衝者，厥唯脾胃，先蒙其害，凡心胃痛、腹滿痛、胸脅刺痛、支撐脹悶，無一非剛木凌脾之病。宋、元以來，治此者多尚香燥氣藥，以剛濟剛，氣行而通則不痛。非不暫圖目前之效，然愈燥而陰愈耗，肝愈橫，頻發加劇，卒至肝脾之陰兩竭，而燥藥且不可復施。仲聖以芍藥治腹痛，一以益脾陰而收攝至陰耗散之氣，一以養肝陰而和柔剛木桀驁之威，與行氣之藥，直折肝家悍氣者，截然兩途，此瀉肝與柔肝之辨。而芍藥所以能治腹痛脹滿、心胃刺痛、胸脅脹滿者，其全體大用，即是此旨，必不可與伐肝之劑，作一例觀。

朱丹溪：芍藥瀉脾火，性味酸寒，冬月必以酒炒。凡腹痛多是血脈凝澀，亦必酒炒用。然止能治血虛腹痛，餘並不治。為其酸寒收斂，無溫散之功也。

《本草備要》：白芍不唯治血虛，大能行氣。古方治腹痛，用白芍四錢，甘草二錢，名芍藥甘草湯。蓋腹痛因營氣不從，逆於肉理，白芍能行營氣，甘草能斂逆氣。又痛為肝木剋脾土，白芍能伐肝故也。

《本草經讀》：芍藥氣平下降，味苦下泄而走血，為攻下之品，非補養之物也。邪氣腹痛，小便不利及一切諸痛，皆氣滯之病，其主之者，以苦平而泄其氣也。血痺者，血閉而不行，

甚則為寒熱不調；堅積者，積久而堅實，甚則為疝瘕滿痛者，皆血滯之病，其主之者，以苦平而行其血也。又云益氣者，謂邪氣得攻而淨，則元氣自然受益，非謂芍藥能補氣也。

張景岳

（白芍藥）乃補藥中之稍寒者，非若極苦大寒之比，若謂其白色屬金，恐傷肝木，寒伐生氣，產後非宜，則凡白過芍藥，寒過芍藥者，又將何如？如仲景黑神散、芍藥湯之類，非皆產後要藥耶？用者還當詳審。若產後血熱而陰氣散失者，正當用之，不必疑也。（《本草正》）

張山雷：丹溪謂產後不可用芍藥，以其酸寒伐生發之氣故也。壽頤謂產後二字，所賅者廣博而無涯涘。芍是酸寒，虛寒者固不可用，然尚有小建中之成例在。若是實熱當下，硝、黃、芩、連且皆不避，又安有獨禁芍藥一味。而乃曰產後不可用芍，則凡是娩身之後，獨忌此一味，其理安在？此必非丹溪之言。而《大明本草》且謂治女人一切病，胎前產後諸疾，則又是不問寒熱虛實而概言之，適與丹溪相反。究之有為而言，兩者之說，是是非非，各有所當，非可執死法以困活人者也。

《開寶本草》：別本注云，此（芍藥）有兩種：赤者利小便，下氣；白者止痛，散血。

《本草綱目》：白芍藥益脾，能於土中瀉木。赤芍藥散邪，能行血中之滯。《日華子》言赤補氣，白治血，欠審矣。

《萃金裘本草述錄》：陰虛陽亢者則用白芍，取其收陰和陽以補之；陰實而陽鬱者則用赤芍，取其升陰導陽以瀉之。

第三節　柴胡桂枝湯的功效與主治

柴胡桂枝湯是《傷寒論》中治療太陽和少陽併病之輕證的方劑，在臨床中應用該方治療一些疑難病症，收到奇效。本方取小柴胡湯、桂枝湯各用半量，合劑而成。以桂枝湯調和營衛，解肌辛散，以治太陽之表；以柴胡湯和解少陽，宣散樞機，以治半表半裏。

有和解少陽和發散表邪的功效，其主治是傷寒後出現發熱微惡寒，支節煩疼，微嘔，心下支結，表證未解等症。

上篇　經典探源

第三章

源流方論解析

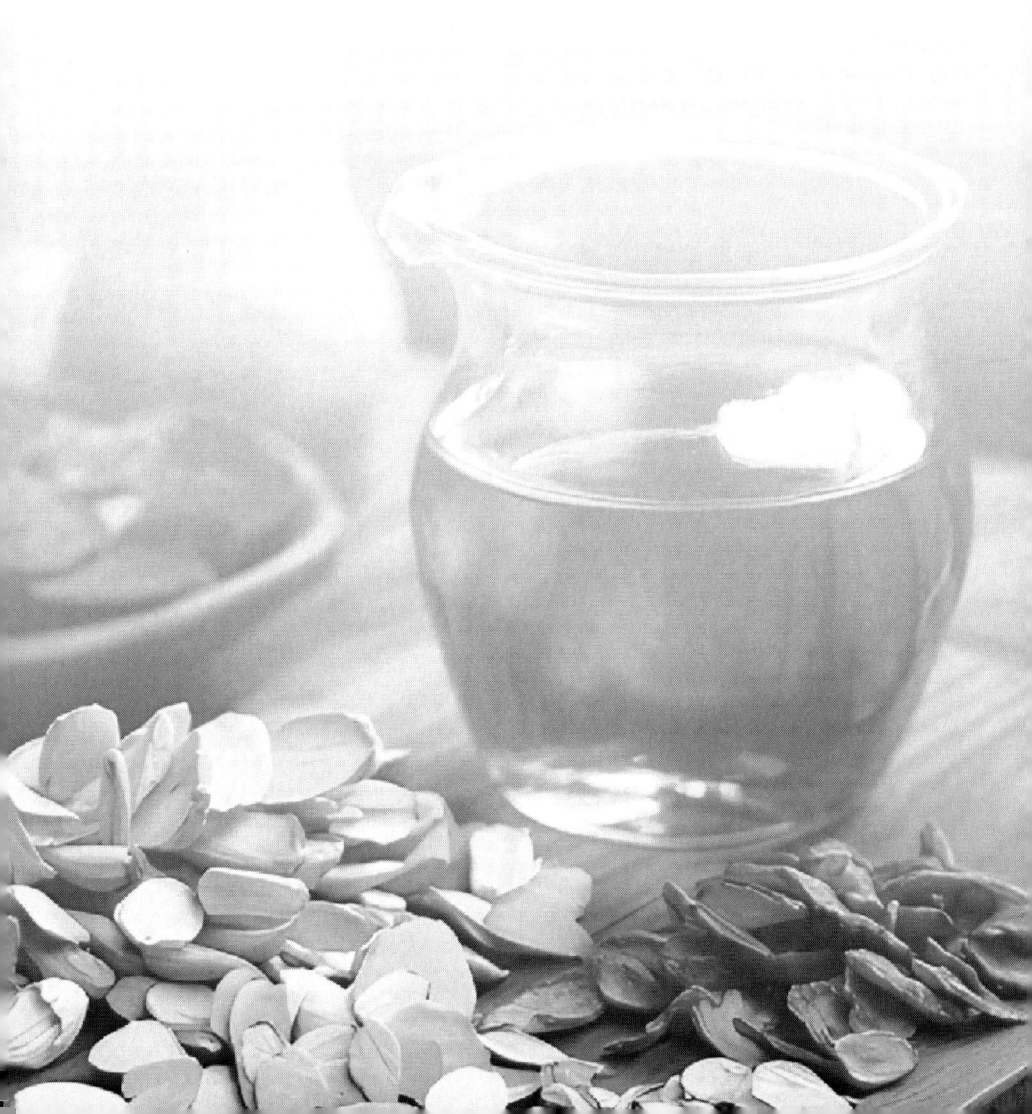

上篇　經典探源

第一節　源流

柴胡桂枝湯一方，自仲景書中論述而後歷代賢哲發其幽微隱覆，而每有妙用發揮，此節即概而論之，以明此方在歷代運用之軌跡，歸納其用法，以為當今臨證之助。所採諸書所論，若前代已言而後世因襲轉述略無新意者，則略之。

一、宋元時期

（一）《太平聖惠方》

《太平聖惠方》為北宋醫官王懷隱、陳昭遇等四人奉敕編纂，王應麟《玉海》曾加以著錄，稱此書之作自太平興國三年（西元 978 年）始，而至淳化三年（西元 992 年）始得告成，全書共 100 卷，原分 1,670 門，方 16,834 首，為宋代醫方之大成。書中關於柴胡桂枝湯有多處記載，下面對其進行論述。

《太平聖惠方・卷第八・辨厥陰病形證》載：「傷寒六日已發汗，及下之其人胸脅滿，大腸微結，小腸不利，而不嘔，但頭汗出，往來寒熱而煩，此為未解，宜小柴胡桂枝湯。」

此條文極似《傷寒論》第 147 條：「傷寒五六日，已發汗而復下之，胸脅滿，微結，小便不利，渴而不嘔，但頭汗出，往來寒熱，心煩者，此為未解也，柴胡桂枝乾薑湯主之。」其言小柴胡桂枝湯，則為仲景書中所未載，至於其方藥，《太平聖惠

方·卷第八·傷寒三陰三陽應用湯散諸方》載為小柴胡桂枝湯方：柴胡（一兩，去苗），桂心（一兩），黃芩（一兩），人參（一兩，去蘆頭），半夏（一兩，湯洗七遍去滑），赤芍藥（一兩），甘草（半兩，炙微赤，銼），上藥，搗篩為散，每服四錢，以水一中盞，入生薑半分、棗三枚，煎至五分，去滓，不計時候熱服。

觀其藥物組成確為柴胡桂枝湯，然其藥物分量則與《傷寒論》大異，且煎服法亦不同，用煮散之法，為宋人之慣例。至於其載「桂心」，或近古貌；而芍藥則云「赤芍藥」，《神農本草經》及《傷寒論》、《金匱要略》僅云芍藥而不分赤白，至後世則分為赤芍、白芍二藥，且多謂白補赤瀉，此處或因外邪未盡，當用瀉法，故用赤芍藥。觀此條文近於147條，然不用柴胡桂枝乾薑湯而以小柴胡桂枝湯治之，由於《太平聖惠方》為彙編諸家方書而成，然其不著出處，至為憾事，以致此條文之出處，遂不可曉。然而觀條文中所載之見症，其一為胸脅滿，此亦類於146條柴胡桂枝湯證之心下支結及96條小柴胡湯證之胸脅苦滿；另有大腸微結，小腸不利，據《素問·靈蘭祕典論》所載大腸者，傳導之官，變化出焉。小腸者，受盛之官，化物出焉。則若大腸微結，小腸不利，則水穀糟粕必失於傳導通降而致大便不通，失於祕別清濁則可見小便不利；此外該條文云不嘔，而146條柴胡桂枝湯證云微嘔，蓋嘔非必見，如101條亦云：傷寒中風，有柴胡證，但見一證便是，不必悉具。其言但頭汗出，則

或為三焦津液不暢，不能下達鬱滯於上，故見但頭汗出；往來寒熱而煩，則為正邪搏聚交爭於半表半裏故而往來寒熱。故而察其見證，審其病機，選用柴胡桂枝湯亦為相宜。與 147 條相比較，則柴胡桂枝乾薑湯證更有渴，或為其二者之鑑別要點。

《太平聖惠方·卷第八·辨厥陰病形證》又有「傷寒六日，發熱，微惡寒，支節順疼，心下支滿，外證未去，宜柴胡桂枝湯」。此則與 146 條大體相合，唯「支節順疼」甚不可解且近於不詞，或為順、煩二字形近而誤。

此外《太平聖惠方·卷第九·治傷寒五日候諸方》亦載：「治傷寒五日，發熱惡寒，肢節煩疼，微嘔吐，心下疼結，外證未解，柴胡桂枝湯方。柴胡（二兩，去苗），桂枝（一兩），黃芩（一兩），人參（一兩，去蘆頭），甘草（一兩，炙微赤，銼），半夏（一兩，湯洗七遍去滑），赤芍藥（一兩），赤茯苓（一兩），厚朴（一兩，去粗皮，塗生薑汁炙令香熟），上藥，搗篩為散，每服四錢，以水一中盞，入生薑半分，棗三枚，煎至六分，去滓，不計時候溫服。」此條文則與 146 條約略相同，其藥物分量則與《傷寒論》不同，此外藥物組成亦有異，較之仲景方而多赤茯苓、厚朴二藥，掘其用意則或為「微嘔吐，心下宿結」而設，以厚朴下氣故治胃氣上逆之嘔吐，且以生薑汁入之更增和胃止嘔之功；因正邪搏聚與半表半裏故而心下疼結，若與水飲結聚則其疼益甚，故而加赤茯苓以利水而助消宿。故而若臨床見柴胡桂枝湯證而嘔吐、心下病結明顯者則可師用此法而加厚朴、

赤茯苓以治之。

綜上所述《太平聖惠方》中關於柴胡桂枝湯之記載與仲景方之差異最著者,則為煎服法,蓋宋人尚煮散,亦改古方之煎法而皆煮散用之,藥量遂大減;至於其服藥則不若《傷寒論》之「煮取三升,去滓。溫服一升」,而為「不計時候溫服」。關於柴胡桂枝湯之用法之異,約為以下二端:其一,仲景之柴胡桂枝湯其名小柴胡桂枝湯,用治傷寒六日已發汗,及下之其人胸脅滿,大腸微結,小腸不利,而不嘔,但頭汗出,往來寒熱而煩,可供臨證參考;其二,其柴胡桂枝湯在仲景柴胡桂枝湯基礎上更加厚朴、赤茯苓,竊謂若見柴胡桂枝湯證而嘔吐、心下支結更甚者可據證選用。

(二)《聖濟總錄》

《聖濟總錄》為宋徽宗趙佶所敕令編纂,成書於政和年間(西元 1111～1117 年),宋徽宗於《政和聖濟總錄序》中言曰:「亦詔天下以方術來上,並御府所藏,頒之為補遺一卷,治法一卷,卷凡二百,方幾二萬。」是以本書為當時方書之大成,卷帙浩繁,內容廣博。

《聖濟總錄·卷第二十三·傷寒譫語》載:「治傷寒發汗多,亡陽譫語者,不可下,與柴胡桂枝湯,和其營衛,以通津液,後自癒。方:柴胡(去苗,四兩),桂枝(去粗皮),黃芩(去黑心),芍藥、人參(各一兩半),半夏(湯洗七遍,焙)、甘草

（炙）各一兩。上七味，銼如麻豆，每服五錢匕，水一盞半，入生薑半分拍碎，大棗兩枚劈破，同煎至七分，去滓溫服，日三。」此段本出於《傷寒論·辨發汗後病脈證并治第十七》：「發汗多，亡陽譫語者，不可下，與柴胡桂枝湯，和其榮衛，以通津液，後自癒。」然《聖濟總錄》將其列「傷寒譫語」篇，可知獨重此方以治療譫語之證，此亦可為當今臨床所參考選用。且此處及下段材料中藥物皆載為「桂」亦正合古貌。此外關於藥量，《傷寒論》為「大棗（六枚，擘）生薑（一兩半，切）」而半夏《傷寒論》為二合半，而此處為一兩，其餘藥物用量則與《傷寒論》同。按如今臨證施用經方，因本原刻量一兩與當前克數之換算不明，是故醫界多主張用其比例而不拘泥其量，然而因合為容量單位，遂難以計算藥物間用量之比例，而此處用半夏一兩、下段材料中用一兩一分，則可以參考，此為其意義所在。

　　《聖濟總錄·卷第三十四·寒熱往來瘧》亦載：「治瘧發寒熱。柴胡桂枝湯方：柴胡（去苗，四兩），桂枝（去粗皮），黃芩（去黑心），芍藥、人參（各一兩半），甘草（炙，一兩），半夏（湯洗七遍，焙，一兩一分）。上七味，粗搗篩，每服六錢匕，水二盞，入生薑一棗大拍碎，棗兩枚劈破，煎至一盞，去滓溫服。」此處云「生薑一棗大」實不可解，或為訛誤，且《太平聖惠方》及《聖濟總錄·卷第二十三·傷寒譫語》皆載此方為生薑半分，當從之。此處用柴胡桂枝湯以治療寒熱往來瘧，且其篇首有引文：「論曰陰陽相勝而寒熱互作者，以邪氣相併也，故氣併

第三章　源流方論解析

於陰，則為寒；氣併於陽，則為熱。」此以解釋瘧病寒熱往來之病機，然獨出心裁選用柴胡桂枝湯以治之則為仲景書中所無，且方證相合無不得宜，實為「思求經旨，以演其所知」化用經方以廣其用，善莫大焉。寒熱往來瘧之病機為陰陽交爭相持，若陽偏勝則熱，陰偏勝遂寒，正同於少陽病正邪陰陽搏聚於半表半裏之往來寒熱，故而投以柴胡桂枝湯，用小柴胡湯以和解半表半裏之邪兼桂枝湯以解外，確為妙用，此亦開後世諸家以柴胡桂枝湯治疾之先河。

（三）《仁齋直指方論》

《仁齋直指方論》為楊士瀛撰於南宋理宗景定五年（西元1264 年），本書切合臨床且示人以規矩，如其自序中所謂：「明白易曉之謂直，發蹤以示之謂指。」本書卷之十八「腎氣證治」一節載：柴胡桂枝湯，治腎氣冷熱不調證。柴胡（一兩三錢），人參、桂枝、白芍藥、生薑（各半兩），半夏（製，四錢），黃芩、甘草（炙，各三錢）。上銼散，每服四錢，棗一枚，水大盞，煎七分，溫服。

楊仁齋所言「腎氣冷熱不調證」不甚易解，當從其自身著作中探討其含義。按楊氏論腎氣曰「腎主納氣，人之氣海系焉。腎虛而為風寒所乘，為暑溼所襲，為喜怒憂恐所傷，而水結不散，又與氣搏，是以群邪聚於其中，曰疝、曰奔豚、曰小腸氣、曰膀胱氣，皆是物也」，由是可知其所謂腎氣之病機為腎虛

而兼外邪內侵，與正氣相搏聚於體內。又云「其於陰間，則卵有小大，伸縮而上下不常；囊有腫脹急痛而發歇無定。挾冷觸怒則塊物逼上囊根或攻腹脅。時和心平，則塊物自循營系，歸入囊中，凡此昏謂之腎氣。」則知腎氣之見症多為少腹、陰囊之不適。然至於腎氣冷熱不調證，則其有云：「冷熱不調者，小腹外腎，乍冷乍熱，大便小便或祕或利，用藥溫涼，當隨證而權度之。」故而可知腎氣冷熱不調證臨床多表現為小腹及陰囊乍冷乍熱，二便或祕或利。至若其病機則大抵為寒熱陰陽搏聚交爭營衛不和，故而乍冷乍熱；三焦津液運行不暢，故而二便或祕或利，是以選用柴胡桂枝湯調和營衛陰陽並通行津液，正契合病機，拓寬經方之運用。

（四）《類證活人書》

《類證活人書》為北宋朱肱所撰，本書之作始於元祐四年（西元1089年）而成於大觀二年（西元1108年），共廿二卷。

1. 以柴胡桂枝湯療桂枝湯證之輕者

《類證活人書・卷第一》載：「問傷寒一二日，發熱惡寒，頭項痛，腰脊強，尺寸脈俱浮。此足太陽膀胱經受病也。太陽病頭痛發熱，汗出惡風，宜桂枝湯。輕者只與柴胡桂枝湯。太陽病頭痛發熱無汗惡寒，宜麻黃湯，輕者只與桂枝麻黃各半湯。」故而可知朱肱以柴胡桂枝湯來治療太陽病桂枝湯之輕證，症見頭痛發熱，汗出惡風，此本屬桂枝湯，然而若證情輕淺則只與

柴胡桂枝湯即可。因柴胡桂枝湯藥量輕，只取桂枝湯之半劑另合以小柴胡湯中柴胡、黃芩、半夏、人參之半量而成，故可治療太陽病桂枝湯之輕證，並兼可防止病邪傳入少陽。又如《類證活人書・卷第三》：「冬不可汗者，以陽氣伏藏，不可妄擾，不問傷寒中風，以輕藥解利之。傷寒無汗者，只與桂枝麻黃各半湯；傷風有汗，只與柴胡桂枝湯。或得少汗而解，或無汗自解。」此又以柴胡桂枝湯與桂枝麻黃各半湯相對比，用於冬日傷寒，因陽氣內伏不可妄擾，故用此二者之輕以解之，此皆為太陽病，然以汗出與否為辨。此外又有《類證活人書・卷第六》云：「傷風之候，頭痛發熱，脈緩，汗出惡風，當須解肌，宜桂枝湯主之；輕者只與柴胡桂枝湯、敗毒散、獨活散，可選用之。」亦用柴胡桂枝湯治療桂枝湯之輕證。

2. 以柴胡桂枝湯療心下支結

《類證活人書・卷第十》仲景云：當先解表，表解乃可攻痞。解表宜桂枝湯，攻痞宜大黃黃連瀉心湯。此句下有雙行夾注曰：「外證未解，心下妨悶者，非痞也，謂之支結，柴胡桂枝湯主之。」可知其以柴胡桂枝湯來治療心下妨悶而兼有外證未解之證，而此心下妨悶又不同於痞證，或因其滿悶之程度稍輕而未至於痞證。此處所云「心下妨悶」即同於 146 條之「心下支結」，為正邪交爭搏聚於少陽半表半裏所致，故而用柴胡桂枝湯既解外邪，又可疏利少陽樞機。

3. 以柴胡桂枝湯療發熱微惡寒

《類證活人書‧卷第八‧問發熱》載:「發熱而惡寒者,屬太陽也。」王作肅雙行夾注曰:「若發熱微惡寒者,柴胡桂枝湯。」此外《類證活人書‧卷第九‧問惡寒》亦曰:「若發熱微惡寒者,屬柴胡桂枝湯也。」此當為秉承 146 條「傷寒六七日,發熱微惡寒」之旨而用之。

綜上所述,《類證活人書》中運用柴胡桂枝湯主要有兩方面:一為用柴胡桂枝湯來治療太陽病桂枝湯證之輕者;二為以柴胡桂枝湯來治療外證未解而兼心下妨悶,此為支結而不同於痞證故而不可選用治痞諸方,而當以柴胡桂枝湯治之。

(五)《傷寒補亡論》

《傷寒補亡論》為宋代郭雍所撰,因其鑒於仲景書有殘缺,故而取孫思邈《千金方》、朱肱《南陽活人書》、龐安時《傷寒總病論》、常器之《補治論》諸家之說,擇其合於仲景論者補之,故曰「補亡」,此書關於柴胡桂枝湯多有妙用,深悟經旨且推演用之,精絕之處令人擊節。

1. 以柴胡桂枝湯療火逆證

《傷寒補亡論‧卷第四》於《傷寒論》第 6 條下載:「常器之《補治論》曰:轉下火燻,皆為逆也,可白虎加人參湯、桂枝柴胡各半湯、桂枝去芍藥加蜀漆龍骨牡蠣救逆湯。雍曰:救逆湯,治被火燻則無疑,桂枝柴胡各半湯,即柴胡桂枝湯也。然有三

第三章　源流方論解析

證，汗多亡陽，外證未去，雖譫語。亦不可下，當和營衛，通津液，用柴胡桂枝湯，此未被下時可用也。若已發汗，又復下之，小便不利，渴而不嘔，此為未解，宜柴胡桂枝乾薑湯，此被下後，小便不利而渴者，可用也。若傷寒八九日，下之，胸滿煩驚，小便不利，用柴胡加龍骨牡蠣湯，此被下後，小便不利，有煩驚證者，可用也。唯白虎加人參湯，治大渴飲水，口乾舌燥，無表證者，可服；脈浮，表未解者，不可服。今溫病、風溫，表未解者，皆脈浮，則不可服明矣。白虎加人參，本治裏熱，太陽發熱而渴，非裏熱，不可服，故今去之。」故而可知常器之《補治論》以桂枝柴胡各半湯即柴胡桂枝湯來治療傷寒而經誤下、火逆之變證。而郭雍更闡發其義，認為柴胡桂枝湯適用於汗多亡陽，雖譫語而有外證未去，若未經誤下，則可用此方以和營衛、通津液。然而若被下者，則可據證選用柴胡桂枝乾薑湯或柴胡加龍骨牡蠣湯。

《傷寒補亡論‧卷第五》載：「又曰：微數之脈，慎不可灸，因火為邪，則為煩逆。追虛逐實，血散脈中，火氣雖微，內攻有力，焦骨傷筋，血難復也。常氏云：可依前救逆湯，欲其有汗，宜柴胡桂枝湯。」此外《傷寒補亡論‧卷第十二‧病不可灸七條》亦有此段內容，按該條文為《傷寒論》第 116 條，論述誤用灸法之火逆證，然而仲景未詳其證治，僅云「脈浮，宜以汗解」，而常器之則補充其治法，選用桂枝去芍藥加蜀漆牡蠣龍骨救逆湯，按此證類似於 112 條「傷寒脈浮，醫以火迫劫之，亡

079

陽，必驚狂，臥起不安者，桂枝去芍藥加蜀漆龍骨牡蠣救逆湯主之。」故亦選用此方治之。然而，若欲其有汗，則用柴胡桂枝湯，蓋因柴胡桂枝湯調和營衛可解未盡之表邪，且能通達三焦以復津液之通行，故而可治傷寒誤用灸法而致津液受損、胃氣不和之逆證。

2. 以柴胡桂枝湯療傷寒輕證

《傷寒補亡論・卷第八・可發汗五十八條》載：「又曰：傷寒，其脈不弦緊而弱，弱者必渴，被火者必讝語。弱者發熱脈浮，解之，當汗出癒。常氏云：可柴胡桂枝湯；渴者，五苓散；被火讝語者，龍骨牡蠣救逆湯。」按此為《傷寒論》第113條，常器之補其方藥證治，然列有三方，觀其文義，調其語序則當為：傷寒，其脈不弦緊而弱，①弱者發熱脈浮，解之，當汗出癒，可柴胡桂枝湯；②弱者必渴，渴者，五苓散；③被火者必讝語，被火讝語者，龍骨牡蠣救逆湯。故可知此處用柴胡桂枝湯所治者，為「傷寒，其脈不弦緊而弱」，觀其脈象不弦緊，則為風寒邪氣不甚之徵，且發熱脈浮可知表邪雖不甚而未解；另外其脈象曰弱，則為津液不足之態，故而與柴胡桂枝湯和解表邪之輕證，並兼以調和營衛津液。

3. 以柴胡桂枝湯療盜汗

《傷寒補亡論・卷第六・陽明經證治八十七條》載：「陽明病，脈浮而緊者，必潮熱，發作有時；但浮者，必盜汗出。常氏云：可與柴胡桂枝湯。」此為《傷寒論》第201條，此所謂陽

第三章　源流方論解析

明病,蓋為外邪自太陽傳變而至陽明,非盡為陽明病也;由其潮熱、發作有時則可知陽明熱象已識,然而此時脈象當洪大,其所以為浮緊者,乃為裏熱內盛,因火性炎上故而氣血湧盛於表,然而由於風寒外束,故而氣血欲外達而不得反受其掣引,是故脈不得為洪大而反見浮緊之象。然而若脈但浮,則示裏熱雖盛然其熱未至於上文所述脈浮緊之甚,故而無潮熱、發作有時。而反見盜汗出者,則為太陽、陽明合病,表邪未解且內有鬱熱,因衛氣晝行於陽夜行於陰,行於陽則寤行於陰則寐,故而人寐則衛氣自陽而入陰,因內有鬱熱故而衛氣與之交爭,且又有外邪不解腠理疏鬆,故而迫津外泄,遂發為盜汗,此與後世所論之陰虛盜汗迥異。常器之以柴胡桂枝湯治之,實獨具慧眼,蓋此證為太陽、陽明合病,外邪未解而兼內有鬱熱,是以當從少陽論治,轉運樞機而使漸趨陽明之邪復從太陽而出,以小柴胡湯和解少陽樞機,合以桂枝湯外散未解之表邪,是為正治。竊意若陽明裏熱盛者,可合用梔子豉湯,內清陽明之熱且可助邪外達;若熱邪更甚,則可據證合以白虎湯,遂為三陽同治。此以柴胡桂枝湯治療太陽、陽明合病之盜汗,可為臨證所借鑑,故知盜汗非僅有陰虛內熱之一端,而當辨其表邪之有無而隨證治之。

《傷寒補亡論・卷第六・少陽經證治十一條》:「三陽合病,脈浮大,上關上,但欲眠睡,目合則汗。常氏云:可柴胡桂枝湯。龐氏云:不言弦者,隱於長大也。」此外《傷寒補亡論・卷

第十三・三陽合病十五條》亦載有相似內容:「三陽合病,脈浮大,上關上,但欲眠睡,目合則汗。龐氏曰:不言弦者,隱於長大也。常氏云:可桂枝柴胡各半湯。雍曰:即柴胡桂枝湯也。」按此為《傷寒論》第268條,其言脈浮大則為有熱之徵象,三陽合病則為太陽表邪不解又兼少陽、陽明有熱;關上為少陽所主,「脈浮大,上關上」為邪在少陽明顯,因少陽為表裏之樞機,故而三陽合病少陽為甚。因脈浮大,為內熱較甚,《素問・陰陽應象大論》曰「壯火食氣」,故而內熱熾盛反致氣虛,遂見「但欲眠睡」;人寐則衛氣行於裏,因表邪不解腠理開,衛氣行於裏則表疏,衛氣入裏與邪熱相爭,故而迫津外泄,發為盜汗,此亦與201條相類,故而同用柴胡桂枝湯以治之。關於盜汗,李中梓《傷寒括要》論曰:「睡而汗出,覺即汗止,故名盜汗。睡則胃氣行裏,而表中陽氣不致,故津液泄也,覺即氣行於表而止矣。雜病盜汗,主於陰虛,傷寒盜汗,邪在半表半裏也。」其言甚為中肯,傷寒盜汗確多為三陽合病邪伏半表半裏,然李氏以小柴胡湯治之,竊以為未若柴胡桂枝湯更為合宜,既可和解樞機有能因邪外達,若陽明裏熱更甚則可據證合用梔子豉湯或白虎湯。

4. 以柴胡桂枝湯療二陽併病續自微汗

《傷寒補亡論・卷第九・汗後四十條》載:「仲景曰:二陽併病,太陽初得病時,發其汗,汗先出不徹,因轉屬陽明,續自微汗出,不惡寒。若太陽病症不罷者,不可下,下之為逆,如此可小發汗;設面色緣緣正赤者,陽氣怫鬱在表,當解之熏

之;若發汗不徹,不足言,陽氣怫鬱不得越,當汗不汗,其人煩躁,不知痛處,乍在腹中,乍在四肢,按之不可得,其人短氣,但坐以汗出不徹故也,更發汗則癒。何以知汗出不徹,以脈澀,故知之。常氏云:可柴胡桂枝湯。龐氏云:用麻黃湯。」按此條為《傷寒論》第48條,此條亦論太陽、陽明併病之證,其主症為自汗,即「續自微汗出,不惡寒」,此為太陽表邪不解而漸入陽明,邪侵肌表腠理開泄,且兼陽明內熱迫津外行遂見續自微汗出,表邪已微故而惡寒不顯,仲景論其證治曰「如此可小發汗」,則由是反觀常器之以柴胡桂枝湯治療此證,亦為小汗和法,正契合經旨,是為得之。至若龐安時主以麻黃湯治之,則不甚得宜,因病邪已漸至陽明表邪已微,以麻黃湯大發汗則更傷津化熱,故不當用。

5. 以柴胡桂枝湯療津液不和

《傷寒補亡論‧卷第十一‧發汗吐下後七十三條》載:「脈浮數者,法當汗出而癒,若下之,身重心悸者,不可發汗,當自汗出而解,所以然者,尺中脈微,此裏虛,須表裏實,津液自和,即自汗出癒。常氏云:疑缺。雍曰:宜柴胡桂枝湯。」按此為《傷寒論》第49條,其「脈浮數」,由脈浮可知表邪未解,此處之數脈即為正邪交爭袪邪外出之象,《傷寒論》中時或言「脈促」亦同此義,如34條「脈促者,表未解也」。故而此證脈浮數,當發汗解表,然而若誤用下法,則傷津液,因津液傷肢體失於濡養故而身重,《素問‧太陰陽明論》有云:「帝曰,脾病

而四肢不用何也？岐伯曰：四肢皆稟氣於胃，而不得至經，必因於脾，乃得稟也。今脾病不能為胃行其津液，四肢不得稟水穀氣，氣日以衰，脈道不利，筋骨肌肉，皆無氣以生，故不用焉。」此論脾病不得輸布津液而致四肢不用，然而49條所論則為脾雖不病可正常輸布，然而津液已傷，故而肢體亦不得稟水穀之氣，遂而身重；津液傷，心脈失於濡養故而心悸，此條以類似於107條「傷寒八九日，下之，胸滿煩驚，小便不利，譫語，一身盡重，不可轉側」，同為下之後而致煩驚、一身盡重，故而當從津液論治。49條因誤下津液已傷，故而不可汗，以防更傷津液，故而當用和法，使其「津液自和，即自汗出癒」。此處常器之選用柴胡桂枝湯正為調和津液論治，小柴胡湯調和三焦氣機以恢復津液之正常輸布，桂枝湯調和中焦，蓋津液皆生於中焦脾胃，中焦功能正常則津液自可恢復其化生。故而以柴胡桂枝湯以助其恢復津液自和，此為調和津液之法，與《傷寒論‧辨發汗後病脈證并治第十七》：「發汗多，亡陽譫語者，不可下，與柴胡桂枝湯，和其榮衛，以通津液，後自癒。」治法相似。

6. 以柴胡桂枝湯療營衛不和

《傷寒補亡論‧卷第十二‧病不可火十一條》載：「陽脈浮，陰脈弱，則血虛，虛則筋急。其脈沉者，營氣微也；其脈浮而汗出如流珠者，衛氣衰也。營氣微者，加燒針則血流不行，更發熱而煩躁也。雍曰：和營衛，宜柴胡桂枝湯。」因燒針煩躁

者，宜桂枝甘草龍骨牡蠣湯也廣按此條出自《傷寒論・辨脈法第一》，「虛則筋急」一語，《傷寒論》作：「血虛則筋急也。」其症見「陽脈浮，陰脈弱」、「汗出如流珠者」，並且由「虛則筋急」可知當有筋脈拘急之症，掘其病機則當為營衛不和，且營陰虛損為甚。由其「陰脈弱」、「脈沉」、「筋急」故知營陰不足；因表邪不解，營衛不和故而「其脈浮而汗出如流珠」。論其證治，郭雍以為宜柴胡桂枝湯。

然而，竊以為或可投以瓜蔞桂枝湯更為合宜。瓜蔞桂枝湯一方出自《金匱要略・痙溼暍病脈證第二》：「太陽病，其證備，身體強，幾幾然，脈反沉遲，此為痙，瓜蔞桂枝湯主之。瓜蔞桂枝湯方：瓜蔞根二兩，桂枝三兩，芍藥三兩，甘草二兩，生薑三兩，大棗十二枚。」此為柔痙之證，為太陽病而兼脈沉遲、身體強緊拘急，選用桂枝湯更加瓜蔞根，即為瓜蔞桂枝湯，調和營衛更滋益營陰。由其脈沉遲可知營陰虛損，脈形不充，筋脈失於濡潤故而拘急不適，治療故加瓜蔞根二兩以益營舒筋，解其拘急。至若此條「陽脈浮，陰脈弱，則血虛，虛則筋急。其脈沉者，營氣微也；其脈浮而汗出如流珠者，衛氣衰也。」亦可施用瓜蔞桂枝湯，既調和營衛治其汗出如流珠，又可滋養營陰以解其筋急，較之柴胡桂枝湯更契其病機。

7. 以柴胡桂枝湯療心下病兼表邪不解

《傷寒補亡論・卷第十三・心下痞二十五條》載：「太陽病，寸緩、關浮、尺弱，其人發熱汗出，復惡寒，不嘔吐，但心下

痞者,此以醫下之也。常氏云:可生薑、半夏二瀉心湯。雍曰:此證汗出,發熱惡寒,表證不罷,宜先服柴胡桂枝湯,次服枳實理中丸。」按此為《傷寒論》第244條,亦見於《傷寒論·辨發汗吐下後病脈證并治第二十二》。該證為太陽病不解誤用下法而致心下痞,由其發熱汗出復惡寒,且脈象關脈浮,可知表邪不解,由於誤下之故,邪漸趨裏,故而用柴胡桂枝湯解其未盡之太陽表邪,並可防止內傳少陽,兼可和解樞機治療由於邪結少陽而致之胸脅滿悶不適,待表邪已解,復以他藥治療心下痞。

8. 以柴胡桂枝湯療傷寒瘥後發熱

《傷寒補亡論·卷第十五·傷寒勞復三十二條》載:「傷寒差已後,更發熱,小柴胡湯主之。脈浮者,以汗解之;脈沉實,實作緊,以下解之。常氏云:汗宜柴胡桂枝湯,下宜調胃承氣湯。」按此為《傷寒論》第394條,其證為傷寒已差,未經過勞誤食而發熱又作,此或為邪氣未盡而殘留於半表半裏之間,故而以小柴胡湯和解之。然而若兼有脈浮,則知亦有太陽表邪,或為餘邪未盡或為新感,其治應以柴胡桂枝湯主之,太少兩解。

關於此證之治,萬密齋《傷寒摘錦》論曰:「脈浮者,熱在表,小柴胡加桂枝湯;脈沉者,熱在裏,小柴胡加芒硝湯。」亦可參考。

第三章　源流方論解析

二、明清時期

(一)《普濟方》

《普濟方》為明初周定王朱橚及教授滕碩、長史劉醇等於永樂四年（西元1406年）編纂，本書原作168卷，《四庫全書》本將其改編為426卷，據四庫提要所載，此書凡1,960論、2,175類、778法、61,739方、239圖，可謂集方書之大全者。本書關於柴胡桂枝湯亦多有記載。

1. 以柴胡桂枝湯療風溫誤治而致語

《普濟方‧卷一百二十一‧傷寒門‧傷寒總論》載：「風溫尺寸俱浮緊，傷於風因而傷熱，風與熱搏即發風溫。唯其有風，則四肢緩縱而不收也，其證身熱自汗、頭痛喘息、發渴昏睡或體重不仁。謹勿發汗，汗則語躁擾，目亂無睛。張氏又云：寸脈浮滑，尺脈澀弱，亦不可下，下之則失溲直視。若被火則發黃，痴狀如驚癇，皆變逆之證耳，病在少陰、厥陰二經。用葳蕤湯、人參敗毒散；身灼熱，知母乾葛湯，甚者瓜蔞根湯；脈浮身重汗出，漢防己湯；語用防己黃耆湯救之，龐氏用葛根龍膽湯，《證治論》用小柴胡湯，未醒者柴胡桂枝湯，取微汗。」此條論述風溫之證而誤用汗法，遂致語躁擾，引《證治論》以柴胡桂枝湯治療其語未醒者。按《證治論》為何書今不詳，其以柴胡桂枝湯治療語則頗有見地。蓋風溫為病外有風熱之邪侵襲故而症見身熱自汗、頭痛喘息、發渴昏睡、體重不仁等。因本有風

熱，故而津液輸布不暢，若誤用汗法，則津液更傷，胃氣不和邪熱上擾心神，遂發語。因其未有燥屎內結，故而不宜用承氣湯類下法，宜從調和津液論治，選用柴胡桂枝湯，此亦本於《傷寒論・辨發汗後病脈證并治第十七》：「發汗多，亡陽語者，不可下，與柴胡桂枝湯，和其榮衛，以通津液，後自癒。」

2. 以柴胡桂枝湯療動氣

《普濟方・卷一百二十二・傷寒門・動氣》載：「動氣通用理中湯去朮加桂，蓋桂利小便，泄奔豚故也，奔豚一名腎氣，白朮燥腎閉氣，是以去之。汗吐下後，心下逆滿，氣上衝胸，起即頭弦，其脈沉緊，誤汗之則動經，故其身振振搖動，茯苓桂甘白朮湯主之。此方用白朮者，蓋以誤汗動經，故以白朮閉其汗也。奔豚動氣，脈沉弱，肢體冷，可與養正丹。動氣，《證治論》用柴胡桂枝湯。」此處以理中湯去朮加桂治動氣，蓋本於《外臺祕要》：「仲景論霍亂臍上築者，腎氣動也，先療氣，理中湯去朮加桂，凡方加朮者，以內虛也，加桂者，恐作奔豚也。」此外又有《普濟方・卷一百二十九・傷寒門・辨不可發汗病脈證并治》載：「衄血下血，雖脈浮緊、無汗，然衄欲癒。下者亦欲癒，不癒，用桂枝湯，不可發汗，腹中左右上下動氣築觸，不可汗不止，筋惕肉，為逆，先服防風白朮牡蠣湯，則頭眩汗下，《證治論》用柴胡桂枝湯。」此皆引《證治論》以柴胡桂枝湯治療動氣。按《傷寒論・辨不可發汗病脈證并治第十五》載：「動氣在右，不可發汗，發汗則衄而渴，心苦煩，飲即吐水。動氣

在左，不可發汗，發汗則頭眩，汗不止，筋惕肉。動氣在上，不可發汗，發汗則氣上衝，正在心端。動氣在下，不可發汗，發汗則無汗，心中大煩，骨節苦疼，目運惡寒，食則反吐，穀不得前。」又有《傷寒論·辨不可下病脈證并治第二十》載：「動氣在右，不可下。下之則津液內竭，咽燥鼻乾，頭眩心悸也。動氣在左，不可下，下之則腹內拘急，食不下，動氣更劇。雖有身熱，臥則欲蜷。動氣在上，不可下，下之則掌握熱煩，身上浮冷，熱汗自泄，欲得水自灌。動氣在下，不可下，下之則腹脹滿，卒起頭眩，食則下清穀，心下痞也。」這些條文或許與《難經·十六難》有關，至於動氣一詞，成無己《注解傷寒論》釋曰：「動氣者，築築然氣動也。」此外《傷寒明理論》曰：「動氣者，為築築然動於腹中者是矣，臟氣不治，隨臟所主，發泄於臍之四傍，動跳築築然，謂之動氣。」可知動氣之臨床表現主要為在腹中築築然跳動，其病機則為臟氣不調，《證治論》選用柴胡桂枝湯治之。關於動氣之證治《傷寒明理論》曰：「動氣應臟，是皆真氣虛，雖有表裏攻發之證，即不可汗下。」故而臟氣不調，不可汗下當用和法，遂用柴胡桂枝湯以調和臟氣，其中小柴胡湯可調暢三焦氣機，合以桂枝湯兼可調和營衛陰陽，故而若臟氣復其調和則動氣之證可癒。且動氣主症為腹中臍旁跳動，而柴胡桂枝湯之主要病位之一亦為腹中，故而可用柴胡桂枝湯治療動氣。

3. 以柴胡桂枝湯療頭汗

《普濟方・卷一百二十二・傷寒門・頭汗》載：「半在表半在裏，及餘證併小柴胡湯，寒熱往來，微惡寒為表，脅下滿，大便堅為裏，汗下後，胸滿微結，寒熱心煩嘔渴，為表未解，柴胡桂枝乾薑湯，或柴胡桂枝湯。」頭為諸陽之會，邪搏諸陽，津液上湊，乃為頭汗，是以三陰無頭汗。蓋頭汗之證多屬少陽或陽明，其病機蓋為汗出怫鬱不暢或津液不足汗出乏源兩端，若汗出通暢則不為頭汗，如236條所論「發熱汗出者，此為熱越」故而此當為遍身汗出。若熱而兼溼，熱遂為溼所鬱，故而鬱熱在裏，身必發黃，此即茵陳蒿湯之證；若熱邪與水互結而頭汗出則為大陷胸湯之證；熱鬱於裏，心中懊憹，但頭汗出即為梔子豉湯之證，以上皆為陽明病之頭汗。至若少陽病之頭汗，蓋因邪伏半表半裏而無出路所致，若邪在表則可汗而出之，邪在裏則可吐、可下以驅邪外出，然而若邪居半表半裏無有出路，故而薰蒸於上遂發為頭汗，如148條所言：「傷寒五六日，頭汗出，微惡寒，手足冷，心下滿，口不欲食，大便硬，脈細者，此為陽微結，必有表，復有裏也，脈沉亦在裏也。」此即為半表半裏之頭汗，其治不可汗不可下，故而只宜和法。《普濟方》以柴胡桂枝乾薑湯或柴胡桂枝湯來治療頭汗，即從和法論治，可據證選用此二方。

4. 以柴胡桂枝湯療桂枝湯證之輕者

《普濟方・卷一百二十六・傷寒門・平脈法第二》載：「蓋傷

風之候,頭痛發熱,脈緩,汗出惡風,當須解肌,宜桂枝湯主之。輕者,只與柴胡桂枝湯。」此外《普濟方·卷一百三十·傷寒門·傷寒一日候》亦有:「太陽病,頭痛發熱,汗出惡風,宜桂枝湯;輕者,只宜柴胡桂枝湯。太陽病,頭痛發熱,無汗惡風,宜麻黃湯;輕者,只宜桂枝麻黃各半湯。」亦皆以柴胡桂枝湯來治療桂枝湯證之輕者,此用法源於朱肱《類證活人書》,可參看前文所述。

5. 以柴胡桂枝湯療心下支結

《普濟方·卷一百三十九·傷寒門·傷寒心腹痞滿附論》載:「凡痞,服瀉心湯不癒,然後可與陷胸丸下之,不可用陷胸湯,蓋太猛,只用陷胸丸,大抵結胸與痞皆應。不然,表未解者,不可攻也,仲景云:當先解表,表解乃可攻痞。解表,宜桂枝湯;攻痞,宜大黃黃連黃芩湯。外證未解,心下妨悶者,非痞也。謂之支結,柴胡桂枝湯主之。胸脅滿,微結,小柴胡加乾薑牡蠣湯主之。若太陽證未除,而數下之,遂協熱而利,反不止,心下痞硬,表裏不解者,桂枝人參湯主之。」按此段論述當引自朱肱《類證活人書·卷第十》然「大抵結胸與痞皆應下,然表未解者,不可攻也」一語,可知《普濟方》引文以「下」字說為「不」,遂致文意錯誤,且《普濟方》所引亦將朱肱之正文與王作肅注文混同不辨,為免粗疏。關於此處醫理之分析,可參看前文《類證活人書》一節中之相關論述。

（二）《古今醫統大全》

《古今醫統大全》一百卷，明代太醫院官祁門徐春甫輯於嘉靖三十五年（西元 1556 年），歷約十年始成，全書內容浩繁，徵引前代醫書及經史子集約三百九十餘部。

1. 以柴胡桂枝湯療風溫

《古今醫統大全·卷之十四·傷寒藥方諸方目》載：「柴胡桂枝湯治風溫汗後身熱，心下煩熱，妨悶動氣。柴胡二錢，桂枝一錢，甘草七分，人參一錢，半夏、芍藥（各無藥量），黃芩一錢，生薑五片。水二盞，棗二枚，煎一杯溫服。」按此處亦柴胡桂枝湯治療風溫汗後之證，與《普濟方·卷一百二十一·傷寒門·傷寒總論》所載有類似之處，其主症為「譫語躁擾，目亂無睛」、「未酸」則與此不同。按此處之「治風溫汗後身熱，心下煩熱，妨悶動氣」，竊意其句讀當為「治風溫汗後身熱，心下煩熱妨悶，動氣」。「汗後身熱，心下煩熱妨悶」則類於《類證活人書·卷第十》所載之：「外證未解，心下妨悶者，非痞也，謂之支結，柴胡桂枝湯主之。」而「動氣」之證治，則當源於《普濟方·卷一百二十二·傷寒門·動氣》，可參看前文論述。由「汗後身熱」，則可知表邪未盡，「心下煩熱，妨悶動氣」則為邪熱居於半表半裏之徵象，且亦有動氣，為臟氣不調，故而可用柴胡桂枝湯解除未盡之外邪，並可調和三焦樞機治療心下不適，因其調和陰陽氣機故可治療動氣。可知《古今醫統大全》為化裁

前人關於柴胡桂枝湯之論治而用之，且亦自有新意。此外該處所載之柴胡桂枝湯藥量則與仲景大異，或為當時明代所常用之量，與當今臨床接近，可供參考。然其「半夏芍藥」未載用量，此所參看者為某出版社排印本，因未見萬曆初年陳長卿刻本，不得其詳，存疑待考。

2. 以柴胡桂枝湯療自汗

《古今醫統大全·卷之五十一·自汗門》載：「柴胡桂枝湯，治發熱自汗，或寒熱自汗。柴胡一錢，桂枝、人參各五分，甘草炙二分，芍藥八分，半夏、生薑各六分，黃芩五分，上水盞半，棗二枚，煎七分，食前溫服。」此所論「發熱自汗」則類於《傷寒論》條「病人臟無他病，時發熱，自汗出而不癒者，此衛氣不和也。先其時發汗則癒，宜桂枝湯」。故知發熱自汗，為營衛不和，可治以桂枝湯；至若「寒熱自汗」則或為自汗出而兼寒熱往來之症，故而可以小柴胡湯和解少陽樞機以解寒熱之邪，以桂枝湯調和營衛以治發熱自汗，選用柴胡桂枝湯正為相宜。

（三）《傷寒六書》

《傷寒六書》六卷，陶節庵撰，成書於明正統十年（西元1445年），全書廣論傷寒之脈、證、方、藥，分為《傷寒瑣言》、《傷寒家祕的本》、《傷寒殺車槌法》、《傷寒一提金》、《傷寒證脈藥截江網》、《傷寒明理續論》六種。

1. 以柴胡桂枝湯療心下支結

《傷寒六書》載:「表未解,心下妨悶者,日支結,柴胡桂枝湯。表未解而數下之,遂協熱而利,心下痞硬,為表裏俱病,桂枝人參湯為當也。」此外《傷寒六書・傷寒明理續論・卷之六》亦有:「表未解而心下妨悶,日支結,柴胡桂枝湯;胸脅滿而微結,小柴胡湯加乾薑、牡蠣。表證未罷,因攻之,協熱而利,心下硬,為表裏俱病,桂枝人參湯。」可見陶節庵亦以柴胡桂枝湯治療心下支結,當本於朱肱《類證活人書》,然而觀其正文、注文不分,可推知其或引自《普濟方》,至於其醫理則可參看前文之相關論述。可知王作肅增釋朱肱《類證活人書》,辨治表證未解且兼見心下妨悶,論其不同於搭證,而歸結為《傷寒論》第146條之「心下支結」,主以柴胡桂枝湯治之。然其後至明代《普濟方》徵引之,卻將王作肅注文與朱肱之正文混同不分,陶節庵《傷寒六書》亦沿襲《普濟方》而誤,此為該治法之流傳本末。

2. 以柴胡桂枝湯療風溫

《傷寒六書》載:「風溫,尺寸俱浮,素傷於風,因時傷熱,風與熱搏,即為風溫。其外證四肢不收,身熱自汗,頭痛喘息,發渴昏睡,或體重不仁。慎不可汗,汗之則譫語躁擾,目亂無睛光,病在少陰、厥陰二經,葳蕤湯、小柴胡選用。未醒者,柴胡桂枝湯。」以上所論當為陶節庵引自《普濟方・卷一百二十一・傷寒門・傷寒總論》,《普濟方》原文為「風溼」,

然觀其同篇「風溫溼歌曰：風溫熱汗脈多浮，喘渴瘈瘲體不收。腹滿腳寒頭目疼，溼溫譀熱汗頻流」故知其概言之為風溫溼，分述之則為風溫、溼溫，然而下文則曰風溼、溼溫，遂可知《普濟方》中所言之風溫、風溼實為同義，是故陶節庵引之則逕改為風溫，此外則別無新意乏善可陳，皆本於《普濟方》。

3. 以柴胡桂枝湯療盜汗

《傷寒六書‧傷寒明理續論‧卷之六‧盜汗》載：「盜汗者，睡著則汗出，覺則便不出矣。雜病責於陽虛，傷寒責在半表半裏，故知膽有熱也。」此論雜病盜汗責於陽虛，值得商榷，當以陰虛盜汗為多見，蓋陶節庵此說本於成無己《傷寒明理論‧卷一》：「雜病盜汗者，責其陽虛也。傷寒盜汗者，非若雜病之虛，是由邪氣在半表半裏使然也。」然李中梓《傷寒括要》曰：「睡而汗出，覺即汗止，故名盜汗。睡則胃氣行裏，而表中陽氣不致，故津液泄也，覺即氣行於表而止矣。雜病盜汗，主於陰虛，傷寒盜汗，邪在半表半裏也。」即論雜病盜汗主於陰虛，或為其引述陶節庵之論而誤正之，此外吳崑《醫方考‧卷之四‧盜汗門》亦云：「傷寒盜汗是半表半裏之邪未盡，雜證盜汗責陰虛而已，彼以和表為主，此以補陰為主，明者辨之。」竊意雜病盜汗當以陰虛為是。至若陶節庵所論「膽有熱」則當本自成無己《注解傷寒論》：「膽熱則睡，少陰病但欲眠睡，目合則無汗，以陰不得有汗。但欲眠睡，目合則汗，知三陽合病，膽有熱也。」故知陶節庵此論盜汗，實為引自成無己《注解傷寒論》及《傷寒

明理論》,且不加甄辨。

《傷寒六書·傷寒明理續論·卷之六·盜汗》亦有云:「陽明病,脈浮緊,潮熱盜汗,柴胡桂枝湯。脈浮大,欲眠,目合則汗,小柴胡湯,又柴胡桂枝湯。」此當引自《傷寒補亡論·卷第六·陽明經證治八十七條》及《傷寒補亡論·卷第十三·三陽合病十五條》實乃承襲常器之之論,未有新意,關於其醫理之分析,可參看上文之相關論述。

4. 以柴胡桂枝湯療動氣

《傷寒六書·傷寒明理續論·卷之六·動氣》載:「動氣通用理中湯去白朮,加桂。白朮燥腎閉氣,故去之,桂泄奔豚,加之。一法,用柴胡桂枝湯亦良。二方當看有熱無熱。」按此或引自《普濟方·卷一百二十二·傷寒門·動氣》醫理分析可參看上文所論。

綜上所論,竊以為雖則《傷寒六書》關於柴胡桂枝湯論述頗多,然則為引自前人而無有新意。

(四)《明醫指掌》

《明醫指掌》十卷,為明代皇甫中撰於嘉靖三十五年(西元1556年),其後又經王肯堂訂補,邵達參補。《明醫指掌·卷四》「虛瘧」載:「虛人患瘧,飲食少進,四肢無力,汗多,怠惰嗜臥,六君子湯、人參養胃湯。汗多,煩躁而渴,白虎湯加人參。汗多,不煩渴,柴胡桂枝湯。」故知皇甫中以柴胡桂枝湯

治療虛疾汗多而不煩渴之證，以柴胡桂枝湯療疾蓋源於《聖濟總錄‧卷第三十四‧寒熱往來瘧》載：「治瘧發寒熱，柴胡桂枝湯方。」因瘧疾寒熱往來，為正邪交爭伏藏於半表半裏，故而可據證選用柴胡治之。至若此處虛瘧而汗多，則或兼有營衛不和之證，衛失顧護，營陰外泄，故而汗多，是以可選用柴胡桂枝湯，其中小柴胡湯和解半表半裏之邪以除其寒熱，桂枝湯調和營衛而療其多汗，二方相合更可調和人體氣機且袪邪外達，又有人參、甘草、大棗和中補虛，以益其中氣，合於虛瘧之病機，此為妙用。

（五）《醫學入門》

《醫學入門》九卷為明代李梴撰於萬曆三年（西元1575年），其博採眾說，深入淺出，歷代流傳較廣。

1. 以柴胡桂枝湯療長夏傷風

《醫學入門‧外集卷之三‧外感》「正傷寒」條「傷風，惡風自汗，而手足微煩」。小字注曰：「自汗小便利，腳蜷急者，桂枝湯加參、附；輕者，柴胡桂枝湯。」故可知李梴以柴胡桂枝湯治療惡風自汗之輕者，蓋亦本於《類證活人書》以柴胡桂枝湯療桂枝湯證之輕者，可參看前文論述。此外同段又云：「三時，防風沖和湯、柴胡桂枝湯，或敗毒散去茯苓。」考其「三時」之義，據《醫學入門‧外集卷之三‧外感》「九味羌活湯」條下有云：「此方發春夏秋三時表證，代桂枝、麻黃、青龍、各半四

方。蓋三時暄熱，傷寒則不敢用冬月麻黃而發表，故代以羌活、蒼朮。」此將三時與春、夏、秋以及冬月並稱，則可推知三時當指長夏。則李梴為以柴胡桂枝湯治療長夏之傷風，頗有見地。

2. 以柴胡桂枝湯療春溫

《醫學入門·外集卷之三·外感》「正傷寒」條「春變為溫，夏變為熱」。其後小字注曰：「春溫表證，天溫，升麻葛根湯；天寒，柴胡桂枝湯。太陽合少陽，敗毒散合小柴胡；太陽合陽明，敗毒散合升麻葛根；陽明合少陽，升麻葛根湯合小柴胡湯；半表裏，小柴胡；裏證，大柴胡。」故知其以柴胡桂枝湯治療天寒時之太陽春溫，然而關於春溫，其前文有云：「溫病者，春分後有太陽病，發熱、咳嗽、身痛、口渴、不惡寒，其脈弦數不緊，右手反盛於左手，蓋怫熱在內故也。或散在諸經，各取其經而治之。」其病機為冬日感寒，邪氣伏藏至春邪蘊化熱而發為春溫，然其多由新觸外寒所引發，故而時亦輕有惡寒，其治當透邪外達。故而天寒者，選用柴胡桂枝湯，一可散解其在外新感之寒邪，又能和解三焦，使伏藏於半表半裏之邪透達而出，兼有黃芩可清其鬱熱，契合病機環環相扣。

3. 以柴胡桂枝湯療盜汗

《醫學入門·外集卷三·傷寒初證》「寒入少陽，冬病陽明，睡中汗且盜出」。句下小字注曰：「盜汗者，邪方入裏，尚連於表。睡則氣行於裏而表不致，故汗出，醒則氣周於表而汗復止。膽有熱也，小柴胡湯。冬陽明脈浮緊者，必有潮熱盜汗，

黃芩湯、柴胡桂枝湯；脈浮大欲眠，目合則汗者，小柴胡湯。」故知其以柴胡桂枝湯治療脈浮緊之盜汗，蓋即201條「陽明病，脈浮而緊者，必潮熱，發作有時。但浮者，必盜汗出。」所論之證，選用柴胡桂枝湯蓋源於郭雍《傷寒補亡論》所引常器之《補治論》所言而後世醫家多承襲之，然其亦主以黃芩湯則或為自出機杼，復有深意。

4. 以柴胡桂枝湯療亡陽譫語

《醫學入門・外集卷三・傷寒雜症》「譫語鄭聲虛實，全憑水道看」。句後小字注曰：「譫者，妄也。或閉目言平生常事，或開目言人所未見事，或獨語，或睡中呢喃，或呻吟不已，甚則狂言惡罵，俱謂之譫語。皆因胃熱乘心，故脈來洪數，二便多閉，外見陽證。有陽明汗多譫語，少陰自利譫語者，內有燥屎也，調胃承氣湯下之。半表裏默默不欲語，及已得汗而身和亡陽語者，柴胡桂枝湯調之。」其言「譫語鄭聲虛實，全憑水道看」頗有見地，蓋此類諸症，當看津液之虛實暢溼。若發汗多而津液傷，胃氣不和遂發為譫語，然此非燥屎熱結故不可下，當用柴胡桂枝湯以調和津液治之，此為本於《傷寒論・辨發汗後病脈證并治第十七》載：「發汗多，亡陽譫語者，不可下，與柴胡桂枝湯，和其榮衛，以通津液，後自癒。」

5. 以柴胡桂枝湯療少陽傷風

《醫學入門・外集卷三・外感》載：「六經傷風方太陽，桂枝湯；少陽，柴胡桂枝湯；太陰，桂枝加芍藥湯。」故知其以柴胡

桂枝湯治療少陽傷風，蓋此證當為少陰病而兼有發熱惡寒汗出之表證，故而以小柴胡湯和解少陽，桂枝湯調和營衛以解其傷風，是以選用柴胡桂枝湯。

6. 以柴胡桂枝湯療傷風重證

《醫學入門・外集卷四・雜病提綱》「冒風惡風多屬肺」。句後小字注曰：「肺主皮毛，通膀胱，最易感冒，新咳嗽惡風，鼻塞聲重噴嚏是也。柴胡半夏湯、參蘇飲，寒月麻黃杏仁飲。重者，頭痛身痛，寒熱，咽乾音啞，柴胡桂枝湯、防風沖和湯。」可知其以柴胡桂枝湯治療傷風之重證，除咳嗽惡風、寒熱身痛而外兼有咽乾音啞，蓋其咽乾音啞即為外邪漸入少陽之徵象，263條「少陽之為病，口苦、咽乾、目弦也。」邪入少陽半表半裏熱邪上熏故而多表現為五官竅道諸症，此咽乾音啞即是，故而投以柴胡桂枝湯，其中小柴胡湯和解少陽半表半裏之邪，黃芩清其熱而治咽乾音啞，另有桂枝湯驅散在外風寒之邪，遂可治之。並且柴胡桂枝湯中有桂枝、半夏、甘草，此即半夏散，313條曰：「少陰病，咽中痛，半夏散及湯主之。」其中半夏一藥《神農本草經》載其主咽喉腫痛，故甚宜於此證。

7. 以柴胡桂枝湯療風瘙

《醫學入門・外集卷四・雜病分類》「風瘙少陽寒熱併」。句後小字注曰：「風瘙，口苦，嘔吐噁心，脅痛，屬少陽，寒熱相等者，柴胡桂枝湯；風盛筋脈抽搐者，烏藥順氣散加柴胡、黃芩；身疼者，敗毒散；咳嗽者，參蘇飲。」故知其以柴胡桂枝湯

療風疾之寒熱相等者，其載風疾之狀為：口苦，嘔吐，噁心，脅痛，故其當屬少陽病；且有寒熱，則為邪藏半表半裏，故可以小柴胡湯和解半表半裏之邪，兼以桂枝湯昏其寒熱且可引邪外達。

（六）《幼科發揮》

《幼科發揮》四卷，明代萬全撰於神宗萬曆七年（西元1579年），其三世家傳小兒科，見解獨到。

《幼科發揮·卷之四》載：「如有熱多寒少，宜用柴胡白虎湯；寒多熱少者，柴胡桂枝湯主之。」此亦以柴胡桂枝湯治瘧，蓋瘧證多屬少陽，其熱多寒少者用柴胡白虎湯，以和解少陽為主而兼清陽明之熱，若寒多熱少，為表邪未盡，太陽、少陽合併，用柴胡桂枝湯，若寒邪更甚者亦可用柴胡桂枝乾薑湯。

（七）《證治準繩》

《證治準繩》四十四卷，涵雜病、類方、傷寒、女科、幼科、瘍醫六科，為明代王肯堂所編撰，是書之作歷十一載，刊於西元1602年，歷代廣為傳頌。

《傷寒證治準繩》釋條「陽明病，法多汗，反無汗，其身如蟲行皮中狀者，此以久虛故也。」曰：「蟲行皮中狀者，即經言身癢是也。久虛者，以表氣不足，津液不充於皮膚，使腠理枯澀，汗難出也。若謂虛則當補，畢竟陽明受邪為病，邪可補

上篇　經典探源

乎？如用尤附黃耆輩，皆收汗藥，則榮衛鬱閉，邪無從出，內熱發矣。何況其病又無吐利胃虛等證，病不在裏但皮膚中表氣虛之理，宜和解可也。莫若除中，借用各半湯，或有熱者，柴胡桂枝湯，庶乎甘辛之劑，可以和其榮衛，通行津液而解，未審當否。」依其凡例所言此條為趙嗣真所說，趙嗣真為元代醫家，生平不詳，曾著《活人釋疑》一書，據丹波元胤《醫籍考‧卷三十》載：「趙氏嗣真《活人釋疑》佚。」按汪苓友《傷寒論辯證廣注‧卷首‧採輯古今諸家傷寒書目》幸載有《活人釋疑》一則，彌足可珍，其文曰：「《活人釋疑》，趙嗣真所著，其書不傳。其辨《活人》兩感傷寒治法之誤，又其論合病、併病，傷寒變溫熱病，能反覆發明仲景大旨。其說載劉宗厚《玉機微義》中。琥按劉氏係盛明時人，則是《釋疑》一書，大約是元末人所著也。」然其書已佚無從查考，此處引文遂為吉光片羽。此外沈金鰲《傷寒論綱目‧卷九‧身癢》亦引有此文，唯文字小異，可資對勘「趙嗣真曰：蟲行皮中狀者，即太陽證言身癢是也。久虛者，以表氣不足，津液不充於皮膚，使腠理枯澀，汗難出也。若謂虛則當補，畢究陽明受邪，為病邪可補乎？如《活人》用尤附湯、黃耆建中湯輩，皆收汗藥，則榮衛鬱閉，邪無從出，內熱發矣。何況又無吐利胃虛等症，病不在裏，但皮膚中表氣虛乏，理宜和解可也，莫若借用各半湯。或有熱者，柴胡桂枝湯，庶幾甘辛之劑，可以和其榮衛、通行津液而解也」。趙氏斯論亦深請經旨，此身癢之證為病不在裏而在皮膚之中，乃因表

氣不足津液失於濡潤，腠理枯澀汗出不暢故而身癢如蟲行皮中狀者，然又因有邪存於裏故不可補以防閉邪而化熱，故而此當用和法，可借用桂枝麻黃各半湯小發其汗；若有熱者則宜柴胡桂枝湯，然此熱者必不為甚，邪氣久伏而多藏於半表半裏，故可用小柴胡湯以和解之，兼以桂枝湯引邪外出，二者相合即柴胡桂枝湯和其營衛、通行津液，腠理和暢故而身癢可止，此為活用《傷寒論‧辨發汗後病脈證并治第十七》：「發汗多，亡陽譫語者，不可下，與柴胡桂枝湯，和其榮衛，以通津液，後自癒。」至可嘆服。

《幼科證治準繩‧集之九》載：「柴胡桂枝湯，治瘧身熱多汗。柴胡八錢，黃芩、桂枝、芍藥、甘草各三錢，半夏二錢半。上，每服二三錢，薑棗水煎。」此以柴胡桂枝湯治瘧證之身熱多汗者，蓋以柴胡桂枝湯治瘧或本於《聖濟總錄》以之治瘧發寒熱，而後《明醫指掌》以之療虛瘧。此處用治瘧身熱多汗，蓋瘧證之熱多為寒熱往來，邪居半表半裏之間，故寒熱時作，若多汗者，或兼腠理肌疏營衛不和，故以柴胡桂枝湯和解半表半裏之邪，且調和營衛，故可治之。

（八）《傷寒括要》

查張安巷所作之《傷寒括要》序及李中梓自序載有此書所成之因由，蓋李中梓曾於順治二年（西元 1645 年）撰成《傷寒授珠》十卷，後因此書毀於兵燹，其後遂以前書刪繁去複，簡邃選

玄，復於順治六年（西元 1649 年）纂成《傷寒括要》三卷。

《傷寒括要·卷上·足太陰經症治》載：「太陰脾經，乃三陰之首，故名太陰。其經起於足大指，上行至腹，絡於咽，連舌本，循身之前。其症身熱，腹痛，咽乾，手足溫，或自利，不渴，此熱邪傳入太陰標病，柴胡桂枝湯。」可知李中梓以經絡學說來釋《傷寒論》之六經，將六經病各分為標病與本病，其以柴胡桂枝湯治療太陰標病。

（九）《傷寒大白》

《傷寒大白》四卷，清代秦之楨撰於康熙五十三年（西元1714 年），本書以病症為綱，下附原文諸條闡釋，並載其家傳之方。

《傷寒大白·卷四·疫病》載：「寒疫，即時行之傷寒病也。既冒寒邪，當以辛溫散表。若內無積熱，太陽見症者，冬月北方用麻黃桂枝湯，南方用羌獨敗毒散等。若表邪未散，即內有積熱者，亦止宜羌活沖和湯等和解，未可用清涼。若陽明見症者，冬月北方葛根湯，南方升麻乾葛湯。少陽見症者，北方柴胡桂枝湯，南方柴胡防風湯。若寒邪已散，裏有結熱，仍照傷寒清裏之法。」寒疫依秦之楨所論即時行之傷寒病，則自可循按傷寒之法而治之，若兼有少陽見症，則為太陽、少陽合病，故用柴胡桂枝湯兩解太少即為正治之法，頗為合宜。

（十）《醫宗金鑑》

《醫宗金鑑》九十卷，為清代御醫吳謙等奉敕編纂，刊於乾隆七年（西元 1742 年），其後兩百餘年來影響深遠，歷來為醫家所必讀之書。

《醫宗金鑑・雜病心法要訣・卷四十二・瘧疾治法》：「癉瘧但熱柴白虎，牝瘧唯寒柴桂親。」其後注曰：「陽氣盛、陽獨發，則但熱而不寒，謂之癉瘧，宜用柴胡白虎湯，即小柴胡湯合白虎湯也。陰氣盛、陰獨發，則但寒而不熱，謂之牝瘧，宜用柴胡桂枝湯，即小柴胡湯合桂枝湯也。」

（十一）《傷寒論綱目》

《傷寒論綱目》為清代沈金鰲所輯著《沈氏尊生書》之一種，共十六卷刊於乾隆三十九年（西元 1774 年），編列仲景原文為綱，選錄後世注解為目，其後更附其按語，饒有條貫。《傷寒論綱目・卷三・動氣》載：「許叔微曰：動氣築築然跳動於腹者是也。病人先有五積在腹中，或腹上下左右，復因傷寒，新邪與舊邪相搏而痛，築築然跳動，名曰動氣。大概虛者，理中湯去朮加桂，熱者，柴胡桂枝湯。」然而查許叔微著作《傷寒百證歌》、《傷寒發微論》、《傷寒九十論》、《普濟本事方》皆未見此語，不詳其載於何書。然《類證普濟本事方・四庫全書提要》曰：「叔微所著尚有《擬傷寒歌》三卷凡百篇，又有《治法》

八十一篇及《仲景脈法三十六圖》、《翼傷寒論》二卷、《辨類》五卷，今皆未見傳本，疑其散佚矣。」故而竊疑法金疊此段引述或為許叔微佚文。此以柴胡桂枝湯治療動氣之熱者，蓋陶節庵《傷寒六書‧傷寒明理續論‧卷之六‧動氣》所論或即本於此。按《普濟方‧卷一百二十二‧傷寒門‧動氣》曾引述《證治論》以柴胡桂枝湯療動氣，然《證治論》一書未見，史籍中亦無載，查危亦林《世醫得效方‧卷一》「四逆湯」條下曰：「兩感傷寒，古無治法，唯《證治論》併《活人書》解仲景治有先後之說，皆云治有先後者，宜先救裏。」考《世醫得效方》一書成於元順帝至元三年（西元 1337 年），則可知《證治論》當不晚於此，且觀其文中將《證治論》與《活人書》並稱，竊端其或為宋人之作，然可惜終不詳其與許學士孰先孰後何人為其肇始。

（十二）《醫學從眾錄》

《醫學從眾錄》八卷，清陳修園撰於嘉慶二十五年（西元 1820 年），其長孫心典為之作序說其「集長沙辨證之法，纂取《千金方》、《外臺祕要》以下諸方書，為《醫學從眾錄》八卷。蓋恐專用經方之駭眾，特降而從眾也」。《醫學從眾錄‧卷五‧瘧證》論瘧證之病機為：「瘧疾不離少陽，少陽為半表半裏，邪居表裏之界，入與陰爭則寒，出與陽爭則熱，爭則病作，息則痛止，止後其邪仍據於少陽之經，淺則一日一作，深則二日一作，更深則三日一作。雖有別經，總以少陽為主。」其闡述瘧

疾不離少陽而據於半表半裏至為剴切詳明，深明仲景之微言大義，雖則《聖濟總錄》首以柴胡桂枝湯治瘧，然而至其奧義則為陳修園一語道破。其更論瘧疾證治為：「故仲景以弦字該本症之脈，蓋於治法只一小柴胡湯。熱多煩渴，加知母、花粉；寒多身疼，加乾薑、桂枝。治之得法，一二服可癒。朱丹溪云：無汗要有汗，散邪為主，帶補正；有汗要無汗，補正為主，帶散邪。大抵於小柴胡湯中，無汗，麻黃可加二錢，即三解湯意也；有汗，桂枝、酒芍可各加二錢，即柴胡桂枝湯意也。」可知其據證以一小柴胡湯加減而治諸瘧，確為執簡御繁綱舉目張，至若小柴胡湯證而兼有汗者即以柴胡桂枝湯治之，以小柴胡湯和解據伏於半表半裏之瘧邪，更以桂枝湯調和營衛而治其汗，二方共用相得益彰，即為柴胡桂枝湯之義。

（十三）《醫學摘粹》

《醫學摘粹》五種八卷，清代慶恕撰於光緒二十三年（西元1897年），本書以經典為經，以後世百家為諱，鉤玄提要，削膚存液。

《醫學摘粹·雜證要法·表證類喉風》載：「喉風一證，內有鬱熱，而外受風寒也。此證傷寒有之，溫病亦有之。如傷寒證咽喉腫痛，發熱微惡寒，或微嘔者，以柴胡桂枝湯去人參主之。如傷寒少陰咽痛，以甘桔湯主之。如溫證咽喉腫痛，口燥心煩，內陰虧而火熾者，以防風湯主之。」此以柴胡桂枝湯去人

參治療傷寒之喉風證，症見發熱微惡寒、咽喉腫痛或兼微嘔，發熱微惡寒為太陽病未罷，咽喉腫痛、微嘔則為邪入少陽，故此證實為太陽、少陽合病，遂以柴胡桂枝湯治之，《醫學入門》以柴胡桂枝湯治療傷風重者，見頭痛身痛，寒熱，咽乾音啞，與此可互相參看。

（十四）《醫學見能》

《醫學見能》四卷，清代唐宗海撰於西元 1873 年，其示人以門徑，為初學弟子及不知醫者而作，如其自序中所言「即不知醫家臨證查對，無不瞭如指掌」，是故名曰《醫學見能》。是書刊行之後不久，因原版焚毀，流傳漸絕，至 1929 年上海秦伯未取其家藏本詳加校訂，增編辨證總訣及方藥歌括，並附眉批七十九條，重行於世，題曰：《秦批醫學見能》。《醫學見能·卷一·大腹》載：「腹中猝痛，由傷風邪而得者，肝氣乘脾土也，宜柴胡桂枝湯。柴胡二錢，桂枝二錢，半夏三錢，人參三錢，青皮一錢，黃芩二錢，白芍二錢，甘草一錢，大棗二枚，生薑三片。歌曰：腹中猝痛係風傷，木乘脾經參棗薑，夏草青皮芩桂合，柴胡白芍細商量。」唐宗海以柴胡桂枝湯治療風傷所致之腹中猝痛，深契經旨，蓋本於《金匱要略·腹滿寒疝宿食病脈證治第十》附：「《外臺》柴胡桂枝湯方，治心腹猝中痛者。」若為風邪侵襲入裏而擾動脾土，中焦氣機紊亂，遂發為腹中猝痛，治以柴胡桂枝湯，既有桂枝、白芍、生薑可疏散外邪，又有柴胡、

白芍、半夏調理氣機，以制風木過尤之氣，且有人參、大棗、甘草和中扶脾，故而方證相合。此外唐宗海用此方更加青皮一錢，加重理氣平肝之力，以解風木乘土，故而腹中猝痛可治。其所載柴胡桂枝湯之藥物殊分，當為清代醫家所常用之量，亦可參看。

(十五)《馮氏錦囊祕錄》

《馮氏錦囊祕錄》五十卷，清代馮兆張撰輯於西元1702年，包括《雜證大小合參》、《痘疹全集》、《雜症痘疹藥性主治合參》等。《馮氏錦囊祕錄‧痘疹全集‧卷十一‧似瘧非瘧》載：「夫痘後忽寒熱如瘧，如期即發者，此因脾虛氣弱，失於將息，重感風寒，蓋脾主信，所以如期耳，宜先以柴胡桂枝湯，發去新感表邪，後以調元湯加減主之。更有痘後氣血兩虛，是以氣虛生外寒，血虛生內熱，而似瘧非瘧者，切忌發散，唯宜大補氣血，而寒熱自已也。」此以柴胡桂枝湯治療痘後脾虛氣弱，且調攝不慎重感風寒而致寒熱如期而發似瘧非瘧，先以此方解其新感表邪，後以調元湯等益氣補血之品善後。此期新感外邪寒熱往來如瘧，當為太陽、少陽合病，故可投以柴胡桂枝湯解之。

第三節　古代醫家方論

王肯堂

「柴胡桂枝湯治病，身熱多汗」(《證治準繩》)。身熱多汗，與146條似有不同，然則以方測證，是必有太少二經的病機，方可使用。

陳言

「柴胡加桂枝湯治少陽，傷風四五日，身熱惡風頸項強，口下滿，手足溫，口苦而渴，自汗，其脈陽浮陰弦」(《三因極一病症方論》)。此條症候與《傷寒論》第99條相同，說明三陽同病，治從少陽，小柴胡湯主之。但因第99條未說脈象，本條稱「陽浮陰弦」，說明三陽同病之中，重在太少二經，故用本方治之。

左季雲

「本湯兼治，(一)心腹猝痛，肝木乘脾土者；(二)傷風、發熱自汗，或鼻鳴乾嘔或痰氣上攻等症(薛立齋)」。(《傷寒論類方》)

第四節　現代醫家方論

郝萬山

太陽傷寒六七日的時候，正好是太陽病的自然病程結束了，邪氣就會傳經，傳到哪一經呢，從臨床症狀來看，「發熱，

第三章 源流方論解析

微惡寒」是邪氣還在表，表邪生重不重呢，不重，只是微惡寒。「支節煩疼」，支是四肢，節是關節，煩是什麼意思？心煩，四肢關節心煩，這話通嗎？煩是什麼意思？支節疼這個好理解。「煩猶劇也」，這個話不是我說的，而是《周禮》鄭玄注，鄭玄注的是《周禮》，鄭玄注這個「煩」字的時候說「煩猶劇也」，煩在這種特殊的語言環境中，它不當心煩講也不當發熱講，而當劇烈，當「很」、「甚」來講，所以「支節煩疼」呢就是四肢關節劇烈地疼痛，這表示了風寒邪氣侵襲四肢。風寒邪氣侵襲四肢這個症候我們會在什麼地方遇到呢，會在太陰病篇遇到，在太陰病篇有「太陰中風，四肢煩疼，脈陽微陰澀而長者，為欲愈」。什麼叫太陰中風啊？是太陰系統被風邪所傷，傷到哪個部位呢，四肢煩疼，四肢劇烈地疼痛，四肢和臟腑相比，它屬於表還是屬於裏呢？當然屬於表，所以脈應當是浮的，因為四肢是表啊。正氣抗邪於表，氣血浮盛於外，脈應當是浮。「脈陽微陰澀而長者，為欲愈」，輕取，脈由浮而轉微了，表示了邪氣退。陰澀，沉取，陰脈是沉取，沉取由澀脈而轉長，陰澀而長，沉取由澀而轉長，表示了裏氣的恢復。脈由浮而轉微，由沉取由澀而轉長，表示了邪氣退而正氣復，所以這種四肢煩疼可以自癒，這是在太陰病篇的一條……太陰病篇還有一條說：「太陰病，脈浮者，可發汗，宜桂枝湯。」太陰裏虛寒能夠發汗嗎？太陰裏虛寒它能夠脈浮嗎？所以他這裡所說的太陰病就是指的風邪侵襲四肢的那種四肢煩疼這個症候，它叫太陰病，它叫太

陰中風。也就是說太陰中風，四肢煩疼，脈浮者，可以發汗，用桂枝湯。由太陰病的這兩條，我們來體會 146 條的「支節煩疼」，應當說這是風寒邪氣侵襲四肢所造成的一種症候。

柴胡桂枝湯這張方子是桂枝湯和小柴胡湯兩個方子相合，並且減少藥量。桂枝一兩半，這個方子是三次治療量，一次是用了 8g，黃芩一次用了 8g，人參一次用了 8g，甘草一次用了 5g，半夏一次用了 8g，芍藥一次用了 8g，大棗一次用了兩枚，生薑一次用了 8g，柴胡一次用了 20g。所以柴胡還是個主要藥，儘管它沒有寫在第一位。要求以水七升，煮取三升，去滓，溫服一升，這是三次治療量，不過我剛才唸的劑量是一次治療量，《傷寒論》開的這個方子是三次治療量。注意到沒有，沒有要求去滓再煎，所以它的主要目的不在於和解，凡是和解劑，都要求去滓再煎，這裡的沒有要求去滓再煎，它的主要目的不是和解，顯然是通絡止痛。（《郝萬山講傷寒論》）

劉渡舟

這個它也是在柴胡湯之上，它不加麻黃，它加桂枝湯，調和一點營衛，解解太陽之邪。這是言其變也，禁汗、禁吐、禁下是言其常，可以加大黃，可以加桂枝，言其變。太陽少陽併病，不加柴胡湯，只用桂枝湯行不行啊？那是錯誤的，因為柴胡桂枝湯，在柴胡湯治少陽的基礎上兼治太陽，它就可以了。大柴胡湯以柴胡治少陽的基礎上加一點大黃治陽明，那也就可以了，那和單純的承氣湯是不能夠混同的。

柴胡桂枝湯臨床使用的機會很多。小柴胡湯和解表裏的，桂枝湯調和營衛、調和氣血，兩方一合，人身表裏內外、氣血上下，治的範圍面就廣泛了。根據我個人的體會，這個方子能治什麼病？柴胡桂枝湯的條文是治太陽少陽併病，我拿它治肝炎、慢性肝炎、早期肝硬化，加上一點紅花、茜草類的活血藥，加上一點鱉甲、牡蠣類的軟堅藥。(《劉渡舟傷寒論講稿》)

孫匡時

發汗過多，導致陽氣外亡而譫語的，不可攻下，可用柴胡桂枝湯，以調和營衛、和解少陽，使邪氣得散，經氣得暢，津液得通，則疾病可癒。腹中飢卻口不能食，多麼難受，但不可吐就絕不能吐。(《傷寒論白話解》)

胡希恕

一般在臨床上，少陽病不能發汗，不能瀉下，但有表證，太陽少陽同時用藥是可以的。如用小柴胡湯配發汗藥可，加薄荷、桑葉、菊花都行的。表證需要發汗，用柴胡桂枝湯非常好用。小兒感冒常有此種情況，既有無汗之表證也有柴胡證，這裡用柴胡桂枝湯就得了，只是用發汗藥而不用柴胡是不行的。這是定法，此書上有例子，把比二方合在一起是治柴胡桂枝只有的症候，就是合併證，支節煩疼、身體疼痛皆為桂枝湯證。(《胡希恕講傷寒論》)

黃仕沛

柴胡桂枝湯有芍藥，雖是小柴胡湯證，但條文上沒有「胸滿」的。《傷寒論》第146條：「傷寒六七日，發熱，微惡寒，支節煩疼，微嘔，心下支結，外證未去者，柴胡桂枝湯主之。」、「治心腹卒中痛者」。《金匱要略·腹滿寒疝宿食病脈證治》大柴胡湯有芍藥，但第103、第136、第165條及腹滿篇條文均無胸滿，只有「按之心下滿痛」。桂枝去桂加茯苓白朮湯也有「心下滿微痛」，仍用芍藥，如第28條：「服桂枝湯或下之，仍頭項強痛，翕翕發熱，無汗，心下滿微痛，小便不利者，桂枝去桂加茯苓白朮湯主之」。用芍藥是「心下滿」而不是「胸滿」。「心下」即胃的範圍，此方又即真武湯去附子加大棗、炙甘草，都是水氣，都有小便不利，可與真武湯互看。（《經方亦步亦趨錄》）

馮世綸

傷寒六七日，以傳少陽為常，又以治用柴胡湯為常，今發熱微惡寒、支節煩疼，則太陽病症未已。但微嘔、心下支結，則柴胡湯證已顯。外證未去者，暗示傷寒已發汗而桂枝湯的外證還未解，故以柴胡桂枝湯主之。太陽病轉屬少陽柴胡證，外證未去則與柴胡桂枝湯。假設表證未去，當然亦有用柴胡、麻黃的合方機會，不過依據經驗則以柴胡與葛根湯合用的機會較多。外感重證往往於發病之初即常見柴胡葛根湯方證。可見太少併病，或合病，均有用以上合方的機會。無論柴胡桂枝湯，

或柴胡葛根湯，若口舌乾燥者，均宜加石膏。又由於本條有支節煩疼之治，則本方可用於治療急性風溼性關節炎。（《經方傳真》）

劉力紅

　　從經絡的意義看，少陽有手足少陽，在這裡足少陽的意義顯得更為突出。足少陽布身之兩側，足太陽布身之後，足陽明布身之前。《素問·陰陽離合論》云：「太陽為開，陽明為合，少陽為樞。」這樣一個開合樞的關係正好與上述經絡的布局相應。少陽在兩側，正應門樞亦在兩側，門樞主門之開合，少陽主太陽陽明之開合。更具體一些來區分，左為陽，右為陰，陽主開，陰主合，故左少陽主要負責樞轉太陽之開，右少陽主要負責樞轉陽明之合。因此，左少陽發生病變它主要影響太陽，應合太陽而治之，論中的柴胡桂枝湯即為此而設；右少陽發生病變則主要影響陽明，應合陽明而治之，論中的大柴胡湯，以及小柴胡加芒硝湯即為此而備。（《思考中醫》）

上篇　經典探源

中篇
臨證新論

　　本篇從三個部分對柴胡桂枝湯的臨證進行論述：第一章臨證概論對古代和現代的臨證運用情況進行了整理；第二章介紹經方的臨證思維，從臨證要點、與類方的鑑別要點、臨證思路與加減、臨證應用調護與預後等方面進行展開論述；第三章為臨床各論，從內科、外科等方面，以臨證精選和醫案精選為基礎進行詳細的解讀，充分表現了中醫「異病同治」的思想，為讀者提供廣闊的應用範圍。

中篇　臨證新論

第一章

方劑臨證概論

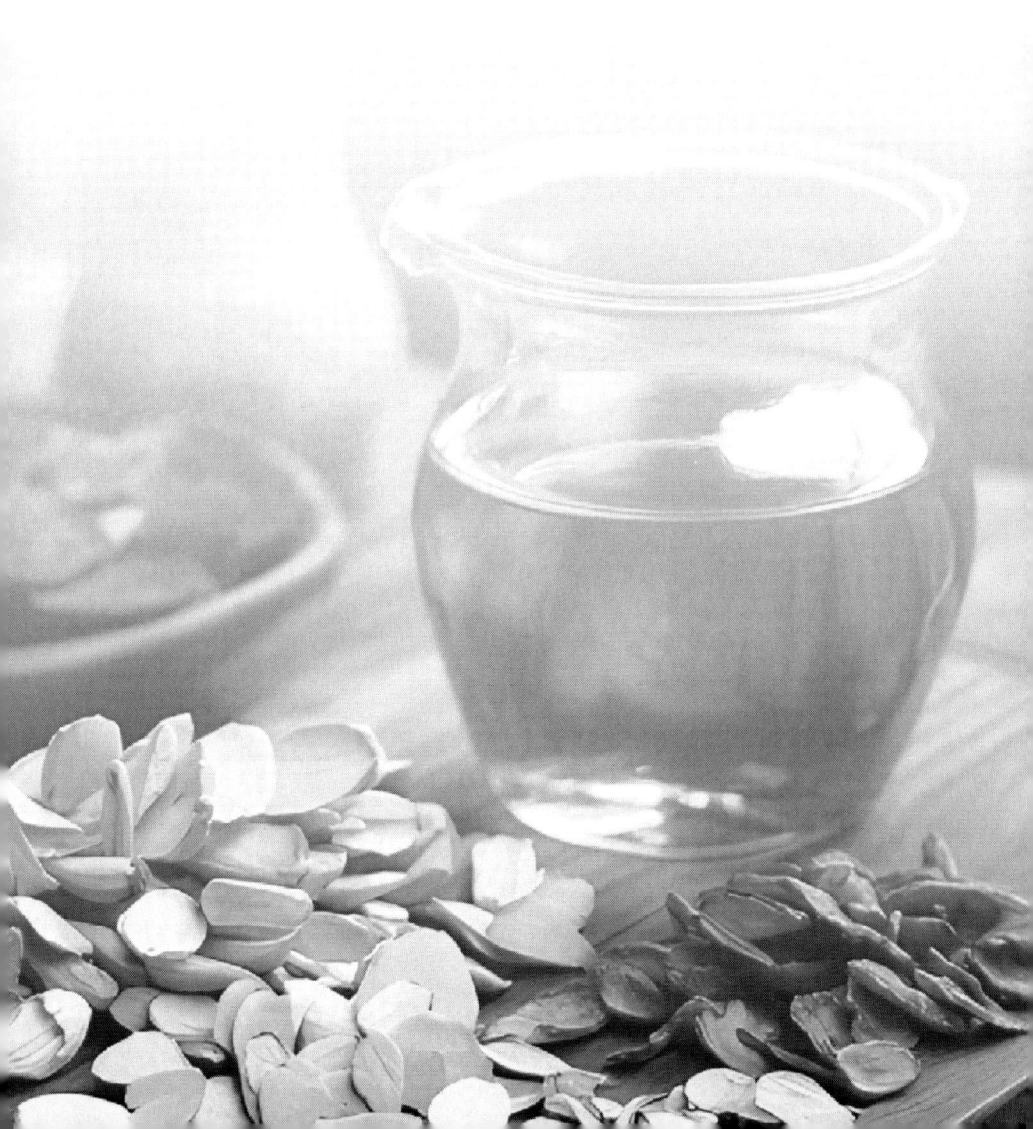

第一節　古代臨證回顧

柴胡桂枝湯出自《傷寒論》第 146 條，方由小柴胡湯與桂枝湯各半量合方組成。隨著近代醫家對該方認識的深入，已不斷拓寬其治療領域，無論是外感病還是內傷雜病，只要病機貼切，靈活化裁運用，均可獲效。現就此方在《傷寒論》中及歷代醫家的臨證，分析總結臨證思路如下。

柴胡桂枝湯在《傷寒論》中的臨證：「傷寒六七日，發熱，微惡寒，支節煩疼，微嘔，心下支結，外證未去者，柴胡桂枝湯主之。」(146)

一、病因

本湯證係為少陽兼太陽的證治，太陽外證雖未去，而病機已見於少陽裏也。其發病原因，可因太陽之邪不解波及少陽所致（併病），亦可由發病之初，太少二經同時受邪而成（合病）。本條雖無併病、合病之名，而有併病、合病之實。

（一）證

傷寒延至六七日，還見有發熱，微惡寒，支節煩疼，是為太陽病不解，表證仍在；微嘔，心下支節則是少陽見證。寒邪襲表，衛陽被束，不能暢達則惡寒；正與邪爭，正盛則發熱；

陽氣被鬱，經絡氣血不暢則支節煩疼；邪內陷少陽，樞機不利故心下支結；膽氣不疏，影響於胃，胃逆則嘔。然本證惡寒較微，為太陽表證之輕，微嘔則是少陽主證喜嘔之輕者。

(二) 治

本證既有太陽表證，又有少陽裏證，且證勢均不太重，故採用由小柴胡湯、桂枝湯各半量組成劑量甚輕的柴胡桂枝湯和解少陽，兼散外邪治之，甚為貼切。以桂枝湯調和營衛，解散在表的風寒，則發熱微惡寒，支節煩疼除；以小柴胡湯和解表裏，疏通少陽氣機，則微嘔，心下支結自癒。

二、後世醫家的臨證

(一) 古代醫家的發揮

後世醫家有以此方治療心腹攣痛、肝木乘脾土者；有以治療傷風發熱、自汗或鼻鳴乾嘔，或痰氣上攻等症者（薛立齋）；有以治療寒疝腹中痛者（《外臺祕要》）；有以治療瘧疾身熱汗多者（《證治準繩》）；有以治療疝家腰腹拘急，痛連胸脅，寒熱休作，心下痞硬而嘔者（《類聚方廣義》）；有以治療腸生癰，腹部拘急，肋下強牽，其熱狀似傷寒而非者，又此方加大黃，用於婦人心下支結而經閉者（《方函口訣》）；有以治療風溼肢節疼痛者，柴桂加蒼朮多有效（《溫知堂雜著》）；有以本方去黃芩，為柴胡建中湯，

治療腹痛惡寒者，亦治自汗惡風、腹痛發熱者（丹波元簡），均在《傷寒論》的基礎上有所發揮。

（二）現代醫家的發揮

柴胡桂枝湯有和解表裏、調和內外、調和肝脾、疏肝和胃以及調節神經功能的作用，近年來關於本方的臨床應用屢見報導，臨床應用非常廣泛，特別是治療癲癇的經驗值得引起重視。其主要用於下列病症：①以驚、抽、搐、攣等氣機不和為審證要點的精神、神經系統疾病，如癲癇、失眠、神經衰弱、精神官能症等；②以脘痛、痞滿、嘔惡等胃氣不和為審證要點的消化系統疾病，如消化性潰瘍、慢性胃炎、慢性胰腺炎、慢性肝膽疾患；③以氣血運行不利、氣機升降失司為審證要點的循環系統疾病，如心律失常、冠心病心絞痛、高血壓等；④以氣機紊亂、升降失職、陰陽失調等為審證要點的婦女更年期症候群及經前期緊張症候群；⑤以發熱惡寒、胸脅苦滿、口乾口苦為審證要點的各種發熱，如病毒感染性發熱、感冒併發症等。

三、抓主證的臨證思路

（一）立足「方證辨證」，即有是證用是藥

「主證」其義有二，一為柴胡桂枝湯所治之症候，二即某症候中之主要症狀。這也符合「有柴胡證，但見一症便是」的內

涵，柴胡證是指小柴胡湯的主治症，即往來寒熱，胸脅苦滿，嘿嘿不欲飲食，心煩喜嘔，口苦，咽乾，目眩。「但見一症便是」的「一症」是指上述小柴胡湯7個主治症之一者。但這裡要強調一個問題，即但見的這一症，必須在疾病中產生主導作用，這樣才能運用小柴胡湯。而柴胡桂枝湯證的微嘔、心下支結（即胸脅苦滿）是少陽見症，並產生主導作用，正表現了這一思路。「有柴胡證，但見一症便是，不必悉具」，表現了仲景辨證論治的原則性和靈活性。

（二）抓病機的臨證思路

因症狀為表象，病機為實質故也，有表象迥異而實質相同者，故可異病同治。其實所謂「證」，不僅是症候及症狀，還內含病機。要掌握病機即是原則，用於外感病時，必須抓住邪在太少兩經這個關鍵；用於雜病時，應抓住營衛失調、樞機不利這個關鍵。在這兩個關鍵的前提下，但見一症便可以考慮應用本方。

（三）抓主要矛盾的臨證思路

用柴胡桂枝湯的意義，在於和解少陽，兼散外邪。和解少陽是主要的，兼散外邪居於次要地位，其目的是使病邪從少陽以達太陽。正如章楠所說：以柴胡為君，使少陽之邪開達，得以仍從太陽而解也。少陽證必嘔，而心下支結，逼近胃口，故

小柴胡用人參、生薑、半夏，通胃陽以助正氣，防其邪之入府也。然則雖曰和解，亦為開達祛邪之法，故可仍從汗解。《傷寒論》第99條是證見三陽，治從少陽，也是以和解少陽為主，這個治療原則，應該牢牢掌握。

（四）逆向思考的臨證思路

雖然某些病與病之間往往只根據一、兩個症狀作為鑑別診斷根據，但必須知道，《傷寒論》是教人根據這一、兩個突出的症狀去溯源尋流，審症求因，而不是見症治症。如開宗明義的太陽中風與太陽傷寒，二者主要區別在於汗出和無汗。臨床上絕不是單純考慮發汗或止汗問題，而是根據這一症，從整體著眼，判斷表虛和表實。又如柴胡桂枝湯證的發熱，微惡寒，支節煩疼，是為太陽病不解，表證乃在；微嘔，心下支節則是少陽見證，故從太少雙解治之。

（五）整體思考的臨證思路

六經分證是把當時的一些外感疾病的症候歸納為六經，既承認疾病過程中的階段性，又承認前後階段的銜接性；各經之間既有區別，又有連繫。如太陽、陽明、少陽有它們各自的獨立症候，但彼此之間能相互傳變，相互轉化，同時它有合病和併病。正如柴胡桂枝湯證是由太陽之邪不解波及少陽，或由發病之初，太少二經同時受邪而成。這就叫人必須用整體的、

變化的觀念去認識疾病，去認識病機的發展，從而採取正確措施，去改變疾病的進程。

（六）疊用經方的臨證思路

若上下病情歧異、表裏寒熱不一、臟腑病變不同、兼證明顯等情況，可複用經方來治療。柴胡桂枝湯正是仲師的典範，本證既有太陽表證，又有少陽裏證，且證勢均不太重，故採用由小柴胡湯、桂枝湯各半量組成劑量甚輕的柴胡桂枝湯治之。這樣既擴大了經方的適用範圍，又增強了療效，擴展了臨證思路。

（七）具體問題具體分析的臨證思路

柴胡桂枝湯即小柴胡湯加桂枝、芍藥，為兩解太少之輕劑，用於少陽病兼太陽之表。證情很輕，藥量極小，這說明藥量大小都是根據病情的需求而定。臨證使用亦可根據病情變化、患者體質、地域氣候等特點，加減此方及藥量。如劉渡舟教授治療早期肝硬化時，四診合參後，用柴胡桂枝湯減去人參、大棗之補，另加鱉甲、牡蠣、紅花、茜草、全蠍等專治肝脾血脈瘀滯、軟堅消痞之藥，有較好的效果。

四、小結

柴胡桂枝湯依據不同臨證思路而用於臨床，推而廣之，從不同的辨證思路來應用經方，這既是宗經典條文之旨，又有利於擴大經方的應用領域。有因外感病而用者，自然不越 146 條之宗旨；有因內傷雜病而用者，則必然會其意，引申用之，要謹守病機，知常達變。

第二節　現代臨證概述

柴胡桂枝湯歷經千年，在現在的臨床中仍然較為常用，並且對其主治範圍和病症有所擴展，下面為一些病案實例。

一、單方妙用

◎案　太少合病

王某，女，43 歲。患感冒已 1 月餘。病初之時惡寒發熱，頭痛，鼻塞流涕，經中西藥治療，其效不顯，遷延至今。症見：惡寒發熱，鼻塞，流清涕，頭兩側疼痛，連及項背強急不舒，口苦，舌淡，苔微膩，脈浮弦。細思之，患者初患太陽之病，因誤治遷延日久，邪氣已入少陽，然太陽之邪未解，以成太少合病。惡寒發熱，是營衛仍為邪擾而不得調和所致；邪壅肺衛，

鼻竅不利，故鼻塞流涕；頭痛位於兩側且連及項背，實乃邪滯太少二經所致；口苦一症亦為少陽受邪，膽火上迫之明證。四診合參，雖與《傷寒論》第146條所述症狀不盡相同，但實屬太少合病無疑。方用柴胡桂枝湯加減。

處方：柴胡15g，桂枝10g，白芍15g，黃芩10g，法半夏10g，太子參10g，片薑黃10g，葛根30g，生薑3片，大棗5枚，炙甘草5g。3劑，水煎，日2服。

二診：患者來告，諸症皆明顯減輕，後以原方2劑續服而癒。

◎案　痹證

某，女，某學生母親，稱其母上肢關節疼痛，夜間尤甚，疼痛劇烈時竟難以入眠。因未見患者，本不想開方，但該學生再三相求，姑且勉力一試。因問該生其母詳細病情，學生言其母平素肝氣憂鬱，情緒不暢，時胸悶。細思之，其母肝鬱日久，邪氣已由氣分進入血分，以致氣血同病。氣滯血瘀，故上肢關節疼痛，因邪已入陰分，故疼痛至夜間轉甚，與第146條之「支節煩疼」頗相吻合。遂與柴胡桂枝方略加辛溫燥溼流通之品。

處方：柴胡15g，桂枝10g，黃芩10g，太子參10g，赤芍、白芍各15g，葛根30g，薑黃10g，桑枝30g，雞血藤30g，生薑3片，大棗5枚，炙甘草5g。7劑，每日1劑，水煎服。

隔週上課問及該生，其母服藥後，疼痛已明顯減輕，已能安然入睡，效不更方，仍以原方續服。

◎案　多發性脂肪瘤

　　潘某，男，30餘歲，保全。由一老患者介紹其來就診。見其胸、背部、四肢大小不一的皮下腫塊有十餘枚，小的如蠶豆，大的竟與鵪鶉蛋相仿。性情較為急躁，餘症不顯，望其舌暗而苔膩，切其脈弦。細忖其身為保全，地位卑微，常受人氣，久之肝鬱氣滯，氣滯則水液不歸正化，凝聚為痰；日久邪氣入絡，瘀血暗生，痰瘀互結，遂成痰核腫塊。此證之形成肝鬱氣滯在先，痰瘀互結在後。所謂治病先治本，擒賊先擒王，疏達肝鬱以斷其源，滌痰化瘀以絕其後，軟堅散結以破其凝。方用柴胡桂枝湯加減。

　　處方：柴胡15g，桂枝10g，黃芩10g，赤芍、白芍各15g，黨參10g，白芥子10g，鱉甲30g，玄參15g，夏枯草15g，浙貝母10g，法半夏10g，土鱉蟲10g，生薑3片，大棗5枚，炙甘草5g。7劑，每日1劑，水煎服。

　　1個月後，患者始來，說7劑服完後，便在當地藥店買藥續服，已堅持服藥1個月。身上小的腫塊消失，大的腫塊亦已變小、變軟。又過1個月，電話來告，皮下腫塊已消失十枚，仍以原方續服調理而癒。

◎案　腦血管瘤

　　陳某，男，30餘歲。一日由其父帶至門診，見其頭部一血管瘤，色如草莓，大如鴿蛋，摸之柔軟。曾至西醫院求治，醫生不敢行手術，勸其求中醫診治。診病時，觀患者容易激動，

說話時臉面漲紅，雙手顫抖，語言不流暢，脈弦滑，餘無異常。吾於血管瘤之治療並無經驗可言，但中醫治病講究辨證論治。細思，患者易激動、脈弦等症皆為肝鬱化火所致，氣鬱則津凝為痰，血滯則瘀血化生，肝火與痰瘀相搏結於血脈，因致血管瘤。治以疏肝清熱、化痰行瘀、軟堅散結。方用柴胡桂枝湯加減。

處方：柴胡 15g，桂枝 10g，黃芩 10g，赤芍 15g，當歸 10g，鱉甲 30g，牡蠣 30g，玄參 15g，夏枯草 15g，浙貝母 10g，法半夏 10g，土鱉蟲 10g，水蛭 10g，生薑 3 片，大棗 5 枚，炙甘草 5g。14 劑，每日 1 劑，水煎服。

因家住偏僻山村，來往不便，在家堅持服藥 2 月餘，其父來告曰，血管瘤已基本消失。

◎案　憂鬱症

章某，女，27 歲。自幼父母離異，性格孤僻。成年後至大城市工作，其父母仍對其糾纏不休，向其索要生活費用。在外工作本就不易，加之父母經常冷嘲熱諷，遂致心境低落已 3 年餘，曾自殺未遂。刻下，心境低落，食慾極差，骨瘦如柴，乏力異常，動則汗出，交談過程中，曾數言求死以解脫。方用柴胡桂枝湯加減。

處方：柴胡 15g，桂枝 10g，黃芩 10g，赤芍、白芍各 10g，當歸 10g，鬱金 10g，枳殼 10g，香附 10g，生晒參 10g，石菖蒲 10g，茯苓 10g，陳皮 6g，玫瑰花 6g，綠萼梅 6g，炒穀

芽、炒麥芽各10g，法半夏10g，生薑3片，大棗5枚，炙甘草5g。14劑，每日1劑，水煎服。

二診：情緒轉佳，食慾好轉，汗出減少，原方繼服14劑。

三診：情緒轉佳，已無自殺念頭，納佳，體力增，體重亦有增加，原方劑量增大3倍，製成丸藥，長期服用。《傷寒論》年代已久，書中不免存有疑點。我們學習時，不能輕易放過條文中的疑點，更不能望文生義，一定要對之進行深刻的分析，以求其真旨。只有這樣，才能領會仲景辨證論治之精妙，從而更好地發揮經方在臨床上的指導作用。

◎案　雙手掌脹痛

某，女，58歲。2013年8月20日初診。訴雙手掌腫脹，疼痛3年餘。多處求診，各項檢查結果均正常，病情時輕時重。曾服用多種非類固醇抗炎藥，補肝腎祛風除溼中藥可暫時緩解疼痛。現雙手掌脹痛，活動或拍打症狀可緩解，自覺腫脹，疼痛，按壓無凹陷，無紅腫，但口苦，善太息，舌質淡、舌邊有瘀點，苔薄黃，脈弦沉。中醫辨證為樞機不利，經絡氣血營衛失和。治以暢樞機、解肝鬱、調和經絡氣血營衛。方用柴胡桂枝湯加減。

處方：柴胡15g，黃芩12g，黨參10g，法半夏10g，大棗10g，生薑3片，桂枝12g，白芍12g，炙甘草6g，桑枝10g，穿山甲6g。5劑，每日1劑，水煎服。

二診：藥後諸症明顯減輕，精神愉悅，咽痛，舌質紅，苔薄黃。中藥守上方去黨參加僵蠶 10g。5 劑，諸症悉平。

按本案患者自覺雙手掌腫脹、疼痛，但關節肌肉無紅腫，按壓無凹陷，主觀症狀多於客觀體徵，多年治療不癒，必神傷，精神憂鬱，鬱久則氣機升降失調，故口苦，善太息。腫脹、疼痛是經絡不通、氣血營衛不和所致。根據柴胡桂枝湯主治症狀有「支節煩疼」的論述，及「少陽之為病，口苦、咽乾、目眩也」，「有柴胡證，但見一證便是，不必悉具」，故選用柴胡桂枝湯加味治療，小柴胡湯和解少陽而能疏肝理氣，用桂枝湯調和營衛而能通陽活血。穿山甲有活血通絡的作用，《本草從新》云：「善竄，專能行散，通經絡，達病所。」桑枝具有祛風溼，通經絡，行水氣之功，《嶺南採藥錄》：「去骨節風疾，治老年鶴膝風。」《本草述》：「祛風養筋，治關節溼痺諸痛。」現代藥理證實，兩藥皆具有抗炎作用。藥證合拍，全方共奏暢樞機，解肝鬱，調和經絡氣血營衛之功。

◎案　感冒後低熱纏綿不癒

某，女，51 歲，工人。2011 年 3 月 14 日初診。2 週前因參加體育活動後汗出較多，復感風寒，出現惡寒，發熱，肢節痠疼，鼻流清涕，體溫 38.7℃，自服克感敏、九味羌活丸治療，惡寒減輕，體溫下降，體溫在 36.8 ～ 38.2℃，患者自覺肢體痠困，惡風汗出，頭暈口苦，食慾不振，鼻塞流清涕。續服克感敏、九味羌活丸罔效，改服銀翹丸、桑菊感冒片亦無效而前

來就診。患者自感煩熱則汗出，汗後又感惡風，口苦，肢體酸困，鼻流清涕，舌質淡白，脈浮弦。體溫在 36.8～37.2℃。中醫診斷為感冒。辨證為太陽少陽併病。治以和解少陽、調和營衛、疏散邪熱。方用柴胡桂枝湯加味。

處方：柴胡 15g，黃芩 15g，薑半夏 10g，黨參 10g，大棗 10g，桂枝 10g，白芍 10g，炙甘草 6g，辛夷 10g，烏梅 6g，生薑 3 片。3 劑，每日 1 劑，水煎服。

二診：服上藥 3 劑後，除煩熱汗出，口苦，惡風外，諸症皆癒。自訴基礎體溫偏低，體溫高於 36.5℃就覺煩熱，口苦，平素動則汗出，易感冒，舌質淡，邊齒痕，脈沉弦。治以和解少陽、益氣固表斂汗。方用小柴胡湯合玉屏風散加味。

處方：柴胡 15g，黃芩 15g，黨參 12g，法半夏 10g，大棗 10g，生薑 3 片，炙甘草 6g，黃耆 30g，防風 6g，白朮 10g，浮小麥 30g。3 劑，每日 1 劑，水煎服。

二診：服上藥 3 劑後，煩熱，口苦，惡風除，活動時有少量出汗。囑玉屏風顆粒堅持服用 1 個月善後。

按患者素有肺氣不足，衛氣不固，平時易於外感。正氣不足，祛邪無力，邪氣易於留戀。活動後出汗多，玄府洞開，外邪乘虛而入，邪傷太陽，故惡寒發熱，鼻流清涕，肢體酸困，自服克感敏、九味羌活丸等發汗解表藥，使患者正氣更虛，而引邪深入少陽，故口苦，低熱纏綿不癒；表邪未盡，又入於半表半裏，單純解表則邪不去，攻裏恐邪更深，取柴胡桂枝湯既

可和解少陽，疏散邪熱，又可調和營衛，扶正解表。初診後，表證已解，少陽證仍在（煩熱、惡風），故取小柴胡湯和解少陽，通暢氣機，解鬱除煩，玉屏風散益氣固表斂汗治療而癒。

◎案 三叉神經痛

某，男，57歲。2012年7月24日初診。患三叉神經痛已3年，疼痛可因進食或洗臉時誘發，呈電擊樣或刀割樣，口服Carbamazepine治療，該藥在開始服用時療效較好，後療效則逐漸下降，並且有頭暈、睏倦等不良作用。近來發作頻繁，飲水甚至於說話亦可誘發，服Carbamazepine無效，轉中醫就治。患者左側面頰疼痛呈電擊樣，左眼角跳痛，惡風，口苦，咽乾，舌質淡，邊瘀點，舌苔薄黃，脈弦緊。按中醫六經辨證，當屬少陽經所主，兼有營衛氣血失和。方用柴胡桂枝湯加味。

處方：柴胡15g，黃芩12g，黨參10g，薑半夏10g，大棗10g，生薑3片，桂枝10g，白芍10g，炙甘草6g，乳香6g，沒藥6g，延胡索10g。5劑，每日1劑，水煎服。

二診：服上藥5劑後，疼痛減輕，效不更方，續服10劑。

半年後復訴上次治療後疼痛完全消失，此次因外出乘車風吹誘發，上方加葛根30g，10劑，水煎服而癒。

按三叉神經痛以三叉神經分布區域的發作性的短暫劇烈疼痛為臨床特點，與中醫學「偏頭痛」相似。其發作突然，變化迅速，痛處固定不移符合「風」、「瘀」的特點。《針灸甲乙經》曰：「少陽之脈，起於目銳眥。」《張氏醫通》：「偏頭痛者，其人平

素有溼痰,加以風襲之,而鬱久為火總屬少陽厥陰二經。」究其病機往往是外邪侵襲,經絡營衛氣血失和,功能失調,經氣不利,運行受阻,筋脈阻滯,不通則痛,久則挾瘀。用小柴胡湯舒利少陽經脈,桂枝湯調陰陽、理脾胃,調營衛、和氣血。現代藥理研究證實,桂枝有鎮痛、鎮靜、抗炎作用。白芍所含的芍藥苷有中樞抑制作用,可使肌肉鬆弛,還有抗炎、鎮痛作用。柴胡及其有效成分柴胡皂苷有抗炎作用,亦具有安定、鎮靜、鎮痛、解熱之功效。乳香、沒藥具有活血定痛之功,《珍珠囊》:「定諸經之痛。」延胡索既能活血,又能行氣,廣泛應用於身體各部位的多種疼痛症候。諸藥合用,氣血和,經脈通,陰陽調,通則不痛。

◎案 不安腿症候群

某,女,55歲,退休。2010年10月28日初診。患者平素自覺雙下肢酸困,異常不適,無處可放,夜間及休息時加重,嚴重影響睡眠,每日必按摩小腿方可入睡,凌晨2點後稍緩解,雙腿夜間怕涼,項背不舒,惡風,頭皮疼痛,動輒汗出,口乾口苦,喜飲,心煩,時有咽中不適,噁心欲吐,納可,大便乾,小便調,舌質紅,苔白,根部略膩,脈弦細。辨證為太少合病、營衛不和。治以和解少陽、調和營衛。方用柴胡桂枝湯加減。

處方:柴胡12g,桂枝8g,黃芩10g,竹茹10g,黨參10g,生薑10g,大棗5枚,白芍10g,川牛膝、懷牛膝各20g,木瓜30g,小茴香10g,薏仁25g,陳皮12g,製附子12g(先煎),肉桂4g。7劑,每日1劑,水煎服。

二診：服藥後諸症減輕，項背發涼明顯，惡風，納可，大便乾，舌質紅，苔薄白，脈弦細。仍以柴胡桂枝湯為主方，服上藥1個月後複診，諸症痊癒。

按不安腿症候群是以雙下肢難以形容的感覺異常，患者被迫活動雙下肢以減輕痛苦，常在夜間，休息時加重為臨床特徵的疾病，屬於中醫學「痹證」、「血痹」、「痙病」、「腿攣急」等病範疇。早在《靈樞》和《素問》中就有「脛酸」、「髓酸」的記載，《傷寒雜病論》中所描述的「血痹」、「痙病」、「腿攣急」等亦與本病的表現相似。明代薛己《內科摘要》中「夜間少寐，足內酸熱。若釀久不寐，腿內亦然，且兼腿內筋似有抽縮意，致二腿左右頻移，輾轉不安，必至倦極方寐」的論述，更酷似本病。本病的外因為風、寒、溼諸邪客於經脈，致隧道不利，氣血運行不暢，肌肉筋脈失於濡養，內因為正氣不足，筋肉失養。本案患者由營衛氣虛引起，營氣虛則不仁，衛氣虛則不用，營衛俱虛則不仁且不用。太陽營衛不和，日久傳入少陽，但表邪留戀，正邪相爭，筋脈失於濡養，邪壅太陽經絡，故見雙下肢痠軟不適、項背不舒；營衛不和故汗出；少陽樞機不利，膽熱犯胃，胃氣上逆，故噁心欲吐。治以和解少陽、調和營衛，方選柴胡桂枝湯加減。方中加用川牛膝、懷牛膝強筋骨、木瓜舒筋活絡，如《本草經疏》：「牛膝，走而能補，性善下行……主寒溼痿痹，四肢拘攣，膝痛不可屈伸者。」《本草正》中曰：「木瓜，得木味之正，故尤專入肝，益筋走血。」此兩藥用於治療雙下肢不適有特效。附子、肉桂溫陽，並引藥下行。諸藥合用，共奏和解少陽，調和營衛之功，血脈合利，筋脈得養，諸症盡消。

二、多方合用

◎案

某，女，82歲。2009年11月26日初診。主訴：反覆腹脹、腹痛3年，再發2個月。現病史：患者於3年前無明顯誘因出現腹脹，隱痛，大便稀或成細條狀，在某醫院經結腸鏡檢查診斷為結腸癌，予手術治療，病理診斷克隆氏症，術後症狀減輕。9個月前，患者又因腹脹在某醫院經腸鏡等檢查，診斷為克隆氏症、不完全腸阻塞。經抗感染等治療效不明顯。2個月前，患者腹脹、隱痛等症加重，每日解稀水樣便1～2次，每日僅進少量流質飲食。遂求中醫治療。症見：患者營養差，慢性消耗病容，形體消瘦，精神極差，少氣懶言，右腹有長12cm的瘢痕，腹軟，臍下壓痛，無反跳痛，未觸及包塊，肝脾未觸及，腸鳴音8次／分，舌暗，苔黃厚，脈細滑。血液常規：白血球（WBC）10.2×109/L，紅血球（RBC）3.07×1012/L，血紅素（HGB）76g/L。大便常規：正常。腹部彩色超音波示：輕度脂肪肝，餘無異常。西醫診斷為克隆氏症、不完全腸阻塞。中醫診斷為腹痛。辨證為脾虛濕阻。入院時首診醫生予營養支持治療，並以平胃散合二陳湯健脾化濕。入院當晚即發熱至39.1℃，經以Ibuprofen退熱治療，次日清晨熱退，但夜間又高熱，諸症無減輕，如此反覆4天。考慮患者間歇高熱，腹脹，腹痛，納差，舌暗，苔黃厚，脈細滑等，符合柴胡證往來寒熱，嘿嘿不欲飲食的特點，且有阻塞，故合柴胡桂枝湯、枳朮丸加減。

處方：柴胡 20g，法半夏 10g，黨參 10g，大棗 30g，乾薑 10g，桂枝 10g，白芍 20g，厚朴 15g，枳實 10g，炒白朮 15g，炙甘草 10g。

下午開始服藥，囑患者當晚服完 1 劑（分 2 次服）。當晚患者即無發熱，次日查房患者訴已無腹脹、腹痛，思飲食，其後患者大便成形，每日 1 次，精神明顯好轉。第 3 日患者即可下地行走，腹軟，全腹無壓痛、反跳痛，腸鳴音 4 次／分；舌淡暗，黃厚苔已明顯減少，脈細和緩。此後再未出現腹脹、腹痛，中藥守方繼服 6 劑，2 週後病情穩定出院。

按患者入院時精神極差，不能起床，腹脹、腹痛不能緩解，並出現每晚間歇高熱，舌暗，苔黃厚，脈細滑。符合柴胡證往來寒熱、嘿嘿不欲飲食的特點，且有腹痛，故選小柴胡合桂枝湯；納差，腹脹，阻塞，故合枳朮丸。對小柴胡湯症狀描述最具體的條文為《傷寒論》第 96 條：「傷寒五六日，中風，往來寒熱，胸脅苦滿，嘿嘿不欲飲食，心煩喜嘔，或胸中煩而不嘔，或渴，或腹中痛，或脅下痞硬，或心下悸，小便不利，或不渴，身有微熱，或咳者，小柴胡湯主之。」少陽經循行於胸脅，少陽經氣不利，則胸脅滿。肝膽之氣憂鬱，表情則為嘿嘿。肝膽氣鬱，疏泄不利，故不欲飲食。按仲景之加減法，「若腹中痛者，去黃芩，加芍藥三兩」。《神農本草經》記載柴胡「主心腹腸胃結氣，飲食積聚，寒熱邪氣，推陳致新」。柴胡氣平，稟天中正之氣，膽者，中正之官，相火之府，所以獨入少陽膽經，氣味輕升，陰中之陽，乃少陽也。其主心腹腸胃中結氣

者,心腹腸胃,五臟六腑也,腑共十二經,凡十一臟,皆取決於膽。柴胡輕清,升達膽氣,膽氣條達,則十一臟從之宣化,故心腹腸胃中凡有結氣皆能散之也。柴胡得天地春升之性,入少陽以生氣血,故主推陳致新也。因柴胡主心腹腸胃中結氣,寒熱邪氣,推陳致新,克隆氏症之息肉樣改變,屬腸胃中結氣,並造成阻塞,須柴胡以「推陳致新」,故本病以柴胡為主藥,切合病機。桂枝湯被認為是《傷寒論》眾方之首,外能調和營衛,內能調和氣血、脾胃,患者脾胃不和,故用桂枝湯以調和之。桂枝湯用芍藥,小柴胡湯證腹痛亦加芍藥,故芍藥用量為桂枝兩倍。

　　柴胡桂枝湯雖可開結,但本病非飲食及氣機鬱滯,而為有形之物阻結腸胃,故再加枳朮丸。枳朮丸為張元素所創,由《金匱要略》枳朮湯變化而來,不同之處在白朮倍於枳實,以補為主,現雖用湯劑,其意卻是枳朮丸之義。李東垣曰:「白朮苦甘溫,其甘溫補脾胃之元氣,其苦味除胃中之溼熱,利腰臍間血,故先補脾胃之弱,過於枳實克化之藥一倍……是先補其虛,而後化其所傷,則不峻利矣。」本案患者年老氣虛,脾胃虛弱,故用柴胡桂枝湯之和解,枳朮丸之補中緩攻,藥雖平和,而奏捷效。故經方之應用,在於辨證準確,方證對應,則用平常之方藥,亦可收到桴鼓相應之效果。

三、多法並用

趙國平教授應用柴胡桂枝湯的臨證思路歸納為四條：一是虛人外感符合太少同病者；二是消化系統疾病符合木鬱土虛者；三是痛症在太陽、少陽經絡循行部位，且有發作性、痙攣性疼痛特點者；四是婦人月經病血海空虛，衝任失和者。

（一）太少同病，安內攘外

《傷寒論》第 146 條原文中「傷寒六七日」本為太陽病經盡向癒之時，若太陽病未解，又出現「微嘔，心下支結」之少陽症候，應責之於機體正氣不足，正邪相持而皆弱也，用柴胡桂枝湯為最佳選擇。方中桂枝湯，外能調營衛，祛風邪，內能補脾胃，和陰陽；小柴胡和裏解表，扶正托邪。兩方相合，具安內攘外，太少兩解之功。將其運用於婦人經期、老人及幼兒等虛人外感，日久未癒，或經常復發者，皆應手而效。

◎案　頻發經期感冒

宋某，女，44 歲。2012 年 7 月 14 日初診。患者訴多年來經期易患感冒，常覺疲憊，食後腹脹，現為經期第 3 天，昨日出現發熱，乾咳少痰，咽乾，怕冷，人易疲勞，惡風，惡寒，時有雙側脅肋疼痛。症見：舌紅，苔薄黃，脈細弦。方用柴胡桂枝湯加減。

處方：柴胡、黃芩、製半夏、桂枝、甘草、白朮、浙貝母各10g，黨參、白芍、瓜蔞、生地黃、百部各15g，大棗20g，生薑5片。6劑，每日1劑，水煎服。

隨訪服藥3劑後諸症消失，堅持服完6劑，現逢經期已不感冒。

按本案患者一發病即脅肋疼痛，是緣經期血室空虛，外邪直入少陽之地也，正與《傷寒論》第97條「血弱氣盡腠理開，邪氣因入，與正氣相搏，結於脅下」的小柴胡湯證相合。發熱與惡寒並見，太陽表邪未盡也。以上主證表明，本案是一個太陽少陽合病症，與146條的太少併病症發病經過雖異，但主證相同，故選用柴胡桂枝湯取效。加生地黃、百部、瓜蔞、浙貝母者，乃因患者兼有乾咳少痰之肺陰虛表現；加白朮則增強了運脾補中之功。太少之所以能同病，主要原因在於此類患者平素體質常呈肺脾不足之象，故臨床應用此方治療太少同病的外感發熱，尚須兼補肺脾之虛。

（二）土虛木鬱，辨明主次

細勘《傷寒論》第100條「傷寒，陽脈濇，陰脈弦，法當腹中急痛，先與小建中湯；不瘥者，小柴胡湯主之」的經文，柴胡桂枝湯還是一個疏木補土之劑，可廣泛應用於木鬱土虛的消化系統諸疾。清代呂震名《傷寒尋源》云：「蓋陽脈濇，則中土已虛，陰脈弦，則木來賊土之象，腹中急痛是脾陽下陷，此時若

用小柴胡湯制木，其如中土先已虛餒何？夫中土虛餒，非甘不補，土受木剋，非酸不安，必先以小建中湯扶植中土，土氣既實，若不瘥，再以小柴胡疏土中之木，用藥自有先後，非先以小建中湯姑為嘗試也。」小建中湯是桂枝湯倍芍藥加飴糖而成，具有溫建中氣，扶土抑木之功效。土虛木剋，關鍵在於土虛。故先用小建中湯溫中補虛，扶土以抑木；若還未癒，再用小柴胡湯疏木以扶土，扶正以托邪可見以桂枝湯化裁的小建中湯和小柴胡湯均能疏木扶土，僅僅是側重點不同罷了。那麼以桂枝湯與小柴胡湯相合之柴胡桂枝湯就是一個疏木與扶土並重的方劑了。把柴胡桂枝湯應用於木鬱土虛的慢性胃炎、消化性潰瘍、慢性膽囊炎、膽石症等，每收佳效。

◎案　慢性淺表性胃炎

　　周某，男，33歲。2012年5月19日初診。患者反覆胃脘隱痛半年餘，服制酸止痛藥後症狀可緩解。幾個月前做胃鏡顯示慢性淺表性胃炎。凌晨3～4點發作，胃脘偏右隱隱不適，食後症緩。痛時，伴右胸脅部走竄性疼痛，可牽連至後背痛，喜溫喜按，伴泛酸，噯氣後則舒，納差，二便尚可，舌淡紅，苔薄白，脈細弦。中醫辨證為脾胃虛寒、肝胃不和。方用柴胡桂枝湯加味。

　　處方：柴胡、黨參、白芍各15g，製半夏、桂枝、黃芩、生甘草、海螵蛸（先煎）、紫蘇葉、延胡索、川芎各10g，大棗20g，生薑5片。6劑，每日1劑，水煎服。

二診：服上藥後50餘日胃痛未作。近因飲食不慎胃痛再作，仍以柴胡桂枝湯6劑。

2012年11月10日因咳嗽來診，了解到二診後胃痛未再反覆。

按本案慢性淺表性胃炎的發作特點是：飢餓痛、隱痛，食後緩解，喜溫喜按，為脾胃虛寒之徵；疼痛部位偏右、痛時向胸脅及後背部走竄、噯氣後則舒、脈細弦，實為肝失疏泄之象，故用柴胡桂枝湯疏木扶土。加川芎、延胡索助其行氣活血止痛；加紫蘇葉以和胃醒胃；加海螵蛸以抑酸護胃。應用柴胡桂枝湯治療消化系統疾病，臨床應採取辨病與辨證相結合的思路，辨明木鬱土虛之主次。肝膽疾患，重用柴胡、黃芩，並酌加茵陳、牡蠣、青皮、延胡索、佛手、金錢草等品以增強疏肝理氣活血功效；脾胃疾患，重用黨參、甘草、大棗甘溫補土，兼以制酸、和中、止痛等對症處理。

（三）經絡府腧，隨經治痛

根據《傷寒論》第146條原文，柴胡桂枝湯本可治療「支節煩疼」之痺痛，「心下支結」之胃脘痛。其治療胃脘痛的辨證要點已如上述，若治療四肢關節痠痛則須結合經絡循行部位加以辨證。該方所治以太陽、少陽循行的四肢外側、後側及身體半側、後側疼痛為主。結合經絡辨證、臟腑辨證，將其廣泛應用於諸多痛症，如風溼關節痛、項背痛、偏頭痛、痛經、脘腹痛等，效驗俱佳。

◎案　血管神經性頭痛

蔡某，女，53歲。2012年5月19日初診。頭痛20餘年，呈陣發性，發作頻繁，無明顯誘因，每週發作幾次，發作時間不定，在某醫院診斷為血管神經性疼痛，每次頭痛發作時服Nimesulide 100mg，可暫時止痛，但反覆發作。常伴頭暈，甚至暈倒，疼痛部位以雙顳側及額部為主，發作時噁心、嘔吐。下肢靜脈曲張多年，平時自覺下肢酸脹疼痛，食用薑紅糖後不適減輕。頸項僵硬不適（自訴20餘年前坐月子時，頭部淋過大雨）。行CT等檢查無異常。症見：精神疲倦，舌紅，苔黃，脈弦細，尺弱。方用柴胡桂枝湯加味。

處方：柴胡、黃芩、桂枝、製半夏、木瓜、懷牛膝、僵蠶、延胡索、甘草、川芎、天麻各10g，白芍、瓜蔞、黨參各15g，大棗、葛根各20g，生薑5片。6劑，每日1劑，水煎服。

二診：自訴服用6劑中藥後，頭痛、頸項僵硬等症狀減輕，但出現大便乾結，皮膚癢。仍以柴胡桂枝湯加味。

處方：柴胡、黨參、白芍、生地黃、薏仁、草決明各15g，製半夏、桂枝、黃芩、生甘草、乾薑各10g，大棗20g。6劑，每日1劑，水煎服。

三診：訴近3週未出現頭暈頭痛，仍有過敏性皮疹，舌紅，苔薄白，脈細數，效不更方，繼服上方加當歸、金銀花各10g，玄參15g。繼服6劑。

2013年3月2日電話回訪，頭痛頭暈未再作。

按該患者血管神經性頭痛纏綿20年。首診時頭痛部位在顳側、前額、後項，涉及太陽、少陽、陽明三經，故用柴胡桂枝湯加葛根疏通三陽經絡。加瓜蔞者，取《金匱要略》用瓜蔞桂枝湯治療柔痙之意；加川芎、延胡索、僵蠶者，因其年深日久，須搜風活血，剔絡止痛也；兼用牛膝、木瓜者，因其腳攣急也。二診時慮瓜蔞於皮膚搔癢不利，故去之；加草決明、天麻、薏仁以息肝風，祛溼邪；加生地黃以滋水涵木。三診時合四妙勇安湯以涼血化瘀解毒，在鞏固頭痛治療成果的同時，兼治下肢靜脈曲張。守方守法，20年頑疾竟瘳。小柴胡湯治療發作有時之痛；桂枝湯因配伍芍藥、甘草，緩急止痛效果較好，適用於痙攣性疼痛，則柴胡桂枝湯對發作性、痙攣性疼痛效果俱佳也。

（四）調理衝任，貴在沖和

小柴胡湯常用於治療婦女月經先後不定期，以及月經前後諸症，如週期性反覆出現發熱、眩暈、乳房脹痛、泄瀉、肢體浮腫、頭痛、身痛、口舌糜爛、疹塊搔癢、情志異常等，相當於西醫經前期緊張症候群，每獲良效。用桂枝湯治療衝任虛寒，月經後期、量少，亦多良驗。若既有月經前後諸症，又有月經量少來遲，則常以柴胡桂枝湯取效。

◎案（經期眩暈）

彭某，女，23 歲。2012 年 5 月 22 日初診。自訴經期眩暈 2 年餘，經多方中西醫結合治療無明顯改善。每次經期時噁心頻頻，甚至暈厥，伴口乾、腹脹，大便不暢，平素易反胃，泛酸，舌質紫暗，苔薄白，脈弦細數。方用柴胡桂枝湯合生脈飲加減。

處方：柴胡、黨參、瓜蔞、白芍各 15g，製半夏、桂枝、黃芩、旋覆花（包煎）、生甘草、麥冬、五味子、厚朴各 10g，大棗 20g，生薑 5 片。6 劑，每日 1 劑，水煎服。

二診：腹脹、大便不暢、反胃、泛酸等減輕，仍口乾，舌紅，胃陰未復也。上方去旋覆花、瓜蔞、厚朴，加製香附 10g、生地黃 20g。繼服 6 劑。

三診：經期已無頭暈，仍有胃脘當心而痛，每日下午下班前胃痛，泛酸，胃脘脹感明顯，舌紅，苔白，脈細。予一診方去麥冬、五味子加黃連、紫蘇葉、海螵蛸、製香附各 10g，生地黃 15g。繼服 6 劑。截至 2013 年 1 月 12 日電話回訪，患者訴經期再未出現頭暈、胃痛等不適症狀。

按本案中的經期眩暈係宿疾，胃脘痛是新病，二者相互影響，病情較為複雜。觀察三張處方，守柴胡桂枝湯治療經期眩暈的思路始終未變。僅僅是根據胃脘痛等症狀的消長，隨證結合滋養胃陰，或辛開苦降，或制酸止痛，或行氣消脹諸法而已。經過將近 1 個月經週期的調治，宿疾、新病皆癒。究其本

案經期眩暈的原因可能是血海空虛，衝任失和，肝木無制，上擾清竅；噁心嘔吐、泛酸、腹脹等亦因其肝木侮土，胃失和降也。柴胡桂枝湯中，桂枝湯調營衛，和衝任；小柴胡湯條達肝木，健脾和胃，合用之，與本案病情頗為熨帖。遇到產後婦女及圍停經期婦女出現類似病症時，運用該方效果亦佳。

第二章

方劑臨證思維

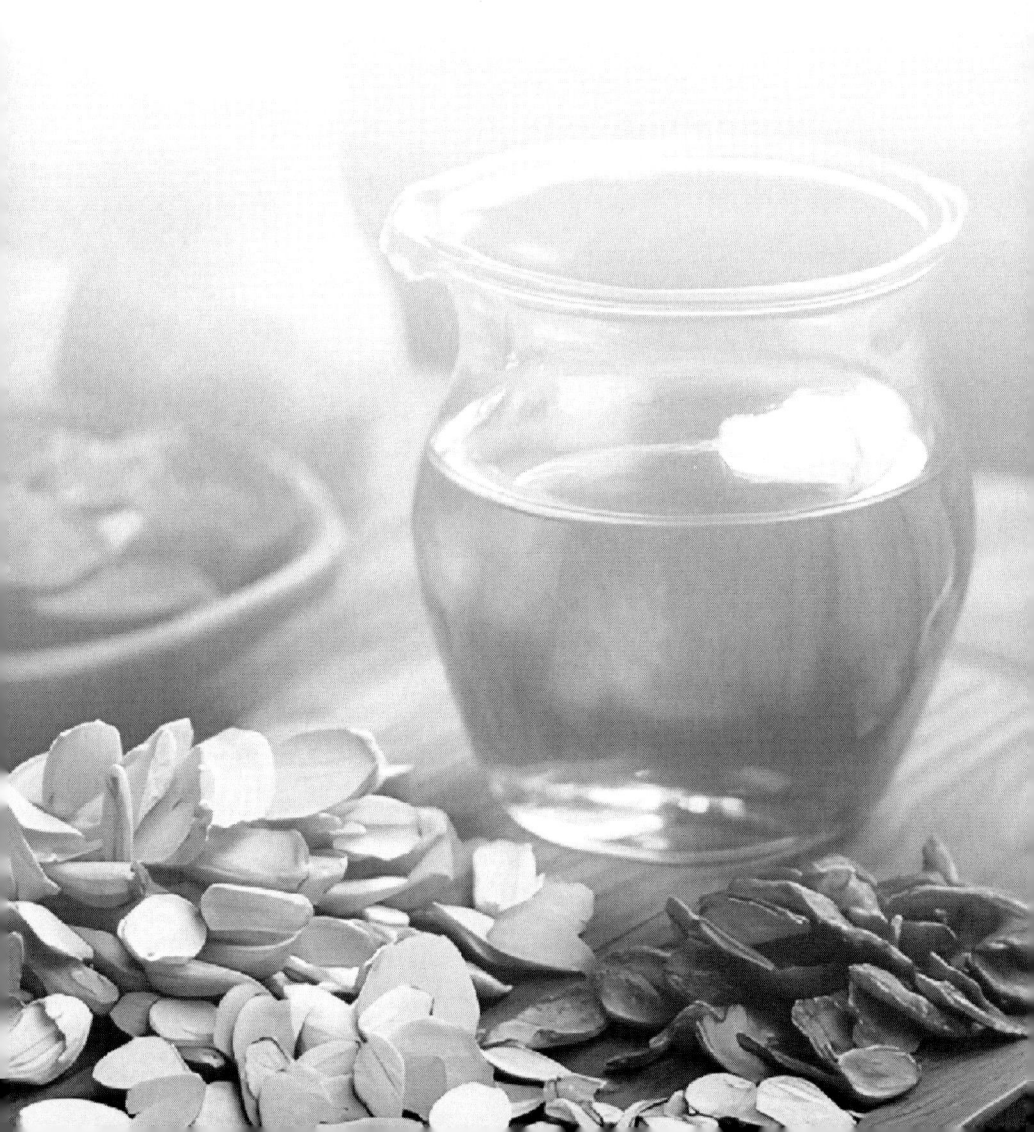

第一節　臨證要點

一、六經辨證

在六經辨證中，作為小柴胡湯和桂枝湯合方，柴胡桂枝湯治療的是兼具小柴胡證和桂枝證特點的太陽少陽同病，其起因不論外感或內傷而發，只要具備了微嘔、表不解、發熱惡寒、心下支結和支節煩疼等症狀即可使用。在其症候表現中，發熱、微惡寒，支節煩疼，是太陽表證，風寒客於肌表的表現；微嘔、心下支結，是少陽證的表現。在治療上，太陽表證未解，自當解表和營；邪入少陽，則需和解，故用小柴胡湯與桂枝湯合半而投，以兩解太少之邪。另根據六經經絡循行部位，凡病症表現為太陽經和少陽經循行部位的，如頸椎病、五十肩合併膽囊炎等。均可使用柴胡桂枝湯加味治療，亦表現了六經辨證不離經絡實質的特點。

二、臟腑辨證

《傷寒論》中，柴胡桂枝湯雖在為外感病立法，但在其組方的應用中，小柴胡湯是和解肝膽的主要方劑，桂枝湯在治療脾胃疾病中有良好的療效。且其病症描述中，心下支結、微嘔、腹中卒痛等，亦是內傷疾病常見的症狀。肝膽屬木，脾胃屬土。在生理狀態下，肝木可以疏土，來協助脾胃運化精微；

在病理狀態下，肝膽木氣橫逆，剋傷脾胃土氣。一般二者一病俱病，難以截然分開。從柴胡桂枝湯其病機、治則和方藥上加以引申，則可推而廣之，柴胡桂枝湯用於治療消化道、肝膽疾病等方面，均獲得了良好的臨床療效。其辨證要點在於脾胃虛弱、肝氣鬱結而無明顯的熱象或傷陰表現。

三、氣血辨證

柴胡桂枝湯由小柴胡湯與桂枝湯合方而成，在《傷寒論》中，小柴胡湯是治療少陽病的主方，少陽病多鬱，鬱則氣機不暢，結而不行，故小柴胡湯治療氣鬱有獨特之長。桂枝湯是調和營衛的主方，其主要功能在調和氣血、調理陰陽。根據此思路，柴胡桂枝湯可被應用於氣血同病、氣滯血瘀之證。

第二節　與類方的鑑別要點

柴胡桂枝乾薑湯為《傷寒論》中的經典名方，藥物組成包括柴胡、桂枝、乾薑、瓜蔞根（天花粉）、黃芩、牡蠣、甘草七味，專為少陽病兼氣化失常而設，奏和解少陽，化氣生津之效，用於治療邪入少陽，三焦不利，津傷飲結的寒熱錯雜證及瘧證偏於寒者。從古至今，特別是近年來，柴胡桂枝乾薑湯被廣泛地應用於臨床，治療範圍不斷擴大，以原方或加減方對許

多疾病都有很好的療效，且臨床療效較滿意，因此受到諸多醫家的推崇。傷寒教育家陳慎吾認為「少陽證而有陰證轉機」皆可應用柴胡桂枝乾薑湯；劉渡舟則認為本方既可清少陽之熱、又可溫太陰之寒，可治療膽熱脾寒證；史鎖芳認為，緊緊掌握其太（陰）少（陽）合病、膽熱脾寒、陰虛飲停的病機特點，即可放心用之。楊傑透過對文獻進行總結，認為柴胡桂枝乾薑湯證病位在少陽，其主要病機為傷寒汗下後，邪陷少陽，膽火內鬱，樞機不利。邪入少陽，氣機失常，膽火內鬱，傷津耗液；汗下傷津耗液，苦寒攻下易傷脾陽；但肝膽氣鬱，橫犯脾胃，致脾陽受損，健運失司；終成少陽不和，三焦失暢，脾陽不足，津液耗傷之證。其主要病因為內傷雜病和外感；病機為少陽膽火內鬱，兼太陰虛寒；治法為和解少陽，溫脾散寒；方藥功效為寒溫並用，攻補兼施，既可和解樞機，又可溫脾散寒。

　　柴胡桂枝乾薑湯的配伍特點為寒溫並用、虛實兼顧、和調臟腑，適用於治療虛實、寒熱錯雜、陰虛留飲等病症。其臨床應用範圍廣泛，以消化系統和呼吸系統更為常見，臨床上只需抓住其核心病機太（陰）少（陽）合病、膽熱脾寒、陰虛飲停的特點，抓住其常見主證：腹脹、下利、泄瀉等，以其為基礎加減，即可放心用之，常能獲得意想不到的療效。因此臨床上抓住柴胡桂枝乾薑湯的病機特點，靈活應用，可以不斷拓展其應用範圍，對臨床多種疾病均能發揮顯著療效。同時現代藥理研究顯示柴胡桂枝乾薑湯具有鎮靜作用，能夠加速睡眠，縮短清

醒至進入睡眠的時間；動物實驗研究顯示，能夠減輕雄性小鼠的記憶障礙、增加雄性小鼠下視丘內乙醯膽鹼的含量、能夠影響腦內單胺類物質及其代謝，從而對神經類疾病有效。

柴胡加龍骨牡蠣湯是柴胡桂枝湯的另一首類方，其功效是和解清熱，鎮驚安神。主治往來寒熱，胸脇苦滿，煩躁驚狂不安，時有譫語，身重難以轉側等症狀，用於治療少陽病兼表裏俱病之證。

第三節　臨證思路與加減

一、和樞機解表邪

從《傷寒論》第 146 條來看，傷寒六七日，正是邪氣欲傳之時，醫家於此時尤其要注意。發熱、微惡寒為表證未解，營衛不和所致；支節煩疼為邪壅太陽經絡，經氣不暢使然；微嘔，心下支節，乃因膽熱犯胃，胃氣上逆則嘔，胃氣不和則痞脹。綜觀脈證，是為太少合病，以小柴胡湯和解少陽，桂枝湯調和營衛，臨床用以治療太少合病，往往覆杯而癒，取效甚捷。若於臨床加以變通，不僅以小柴胡湯與桂枝湯相合治療少陽兼表證，亦以小柴胡湯與銀翹散相合治療溫病之高熱不退之證，亦獲得較好的療效。

二、理氣機通血痹

觀《傷寒論》第146條之「微惡寒」、「微嘔」,《傷寒學》解釋為表邪已輕,故「微惡寒」;少陽邪氣亦不重,膽熱犯胃程度較輕,故見「微嘔」。此乃太少合病之輕者,故取小柴胡湯半量與桂枝湯半量相合而成方。可是如果真是太少合病之輕證,小柴胡湯就能解決,何勞柴胡桂枝湯之功。《傷寒論》第101條謂「傷寒中風,有柴胡證,但見一證便是,不必悉……」,是言太陽病的患病過程中,假使邪已漸入少陽,已見部分小柴胡湯證的症狀,便可用小柴胡湯和解少陽,條達樞機,以利太陽之「開」,從而達到解表的作用。《傷寒論》第230條云:「……可與小柴胡湯。上焦得通,津液得下,胃氣因和,身濈然汗出而解。」從條文來看,服小柴胡湯,可使人「身濈然汗出而解」,正是由於小柴胡透過條達樞機以利太陽之「開」,調暢三焦以利肺衛之宣通,從而達到發汗解表祛邪之作用的。可見小柴胡湯是能解表的。既然小柴胡湯能解表,那為什麼146條之太少兩感輕證不能以小柴胡湯以運轉樞機,以除太少之邪氣呢?而非得要加桂枝湯呢?另外,146條其中一個症狀頗令人疑惑,就是「支節煩疼」一症。考《說文解字》曰:「煩,猶劇也。」所謂煩疼,是言疼痛之劇烈。患者四肢關節疼痛難忍以致煩躁,絕非一般太陽病身疼痛所能比擬的,將之解釋為是太陽病疼痛的輕症,很難讓人信服。實因邪氣已由少陽「氣分」進入少陽「血分」,氣血痹阻以致「支節煩疼」。小柴胡湯為疏達氣分之良方,

但對於血分之痺阻，實難勝任。因此仲景以小柴胡湯疏通氣機，加桂枝湯以通血絡。民國期間江陰名醫曹穎甫深得仲景之旨，對桂枝湯的理解有獨到之處。他在《經方實驗錄》中說道：「桂枝能活動脈血者也，芍藥能活靜脈血者也……」，桂枝、芍藥是桂枝湯中的主藥，可見桂枝湯實是活血通絡的良方矣，正如曹穎甫在《經方實驗錄》中言道：「一言以蔽之……血運不暢而已。」由此可見柴胡桂枝湯不僅能解太少之邪氣，還能理氣機、通血痺，氣血同調，實為治少陽氣血同病的的對良方。臨床抓「支節煩疼」一症，用該方治療痺證等氣血同病往往應手取效，這也是使用經方的思路之一。

三、振陽氣解鬱結

憂鬱症是臨床常見的病症，隨著生活、工作壓力的增大，憂鬱症的發病率呈逐年上升之勢。臨床上，憂鬱症的患者往往表現為心境低落、乏力、興趣減退、思維遲鈍等症，往往由於情緒的長期不良刺激，肝膽之疏泄失職所致。故臨床上治療憂鬱症大多採用疏肝解鬱法。然而在臨床上觀察到，憂鬱症患者往往有重度乏力的症狀，且有晨重暮輕的特點，這與少陽陽氣主令之時甚相吻合。少陽陽氣旺於寅、卯、辰三個時辰，是從3時至9時。正如《傷寒論》第272條云：「少陽病，欲解時，從寅至辰上。」當此之時少陽陽氣升發，以供應人體所需。若少陽陽氣不足，陽氣升發無力，必致晨起乏力而至暮則減輕。因此

溫補少陽的陽氣，也是治療憂鬱症不可忽視的環節。柴胡桂枝湯中桂枝湯實為溫陽益陰的一張名方，其中桂枝、生薑辛溫，合甘草之甘能化生陽氣；芍藥之酸與甘草之甘相合又能化生陰液。桂枝湯補陽之功為柴胡所領進入少陽，以起振少陽陽氣之妙用。以此看來，柴胡桂枝湯又能疏泄肝膽，溫振少陽，解鬱除煩，臨床用於憂鬱症的治療亦獲得了滿意的療效。

第四節　臨證應用調護與預後

　　柴胡桂枝湯的煎煮方法，以水七升，煮取三升，去滓，溫服一升。沒有「去滓再煎」的說法，張景岳說：「邪在太陽者，當知為陽中之表，治宜輕法；邪在少陽者，當知為陽中之樞，治宜和解，此皆治表之法也。」柴胡桂枝湯治療太陽和少陽兼證。

第三章

方劑臨床應用

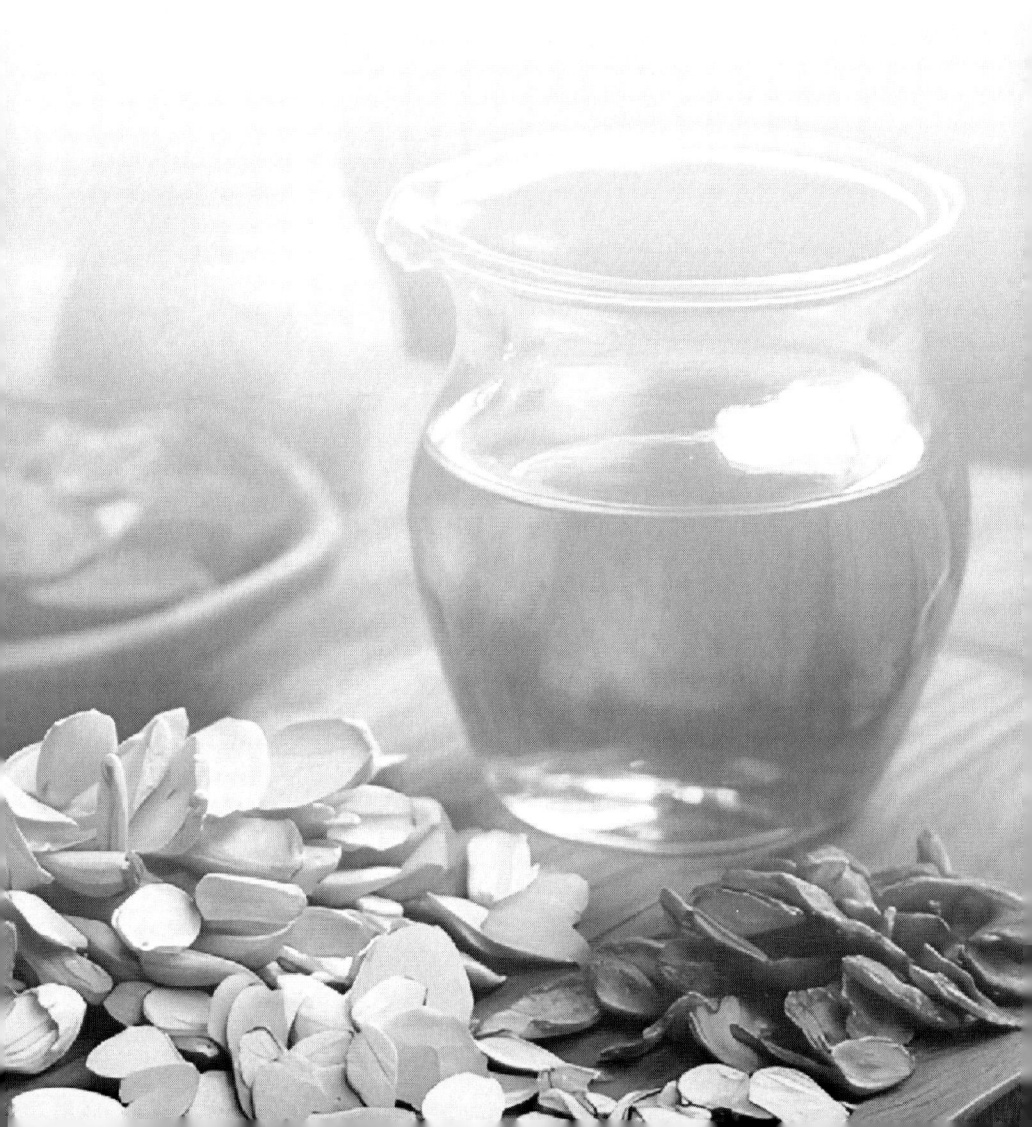

第一節　內科疾病

一、呼吸系統疾病

（一）感冒

流行性感冒（簡稱流感）屬於中醫「時行感冒」、「風溫」的範疇，分別散見於溫病的「風溫」、「春溫」、「暑溫」、「溼溫」、「伏暑」、「冬溫」以及《傷寒論》中的「太陽病」、「陽明病」、「少陽病」各型中，多係氣候反常，感受邪毒、癘氣而發病。《傷寒論》中提出「太陽病，發熱而渴，不惡寒者，為溫病。若發汗已，身灼熱者，名風溫。」《肘後備急方》說「歲中有厲氣，兼挾鬼毒相注，名曰溫病」，《諸病源候論》中也提出「時氣」、「溫病」都是人感乖戾之氣而生病，即認識溫病的病因是一種特殊的致病因素——乖戾之氣。明代吳又可根據實際的觀察，並繼承前人關於「乖戾之氣」致病的病因理論，在其專著《溫疫論》中提出溫病的發生原因是六淫之外的一種特殊致病物質——「戾氣」，對溫病致病因素的特異性有了進一步的認識。由於歷史條件的限制，當時人們還無法了解到病毒的存在，但已經了解到有些疾病是由我們肉眼觀察不到的「乖戾之氣」所引起，並將很多中藥應用於防治流感。時至今日，臨床上仍有很多方劑用於流感的防治，並獲得良好的療效。柴胡桂枝湯就是其中的代表方劑。

現代醫學認為，流行性感冒是流感病毒引起的一種發病率高、流行廣泛、傳播迅速的急性呼吸道傳染病。

中醫學認為，長期的精神刺激或突發精神創傷且超出人體正常生理活動所能調節的範圍，可引起機體陰陽氣血及臟腑功能活動的失常，進而導致各種疾病的發生。《金匱要略‧臟腑經絡先後病脈證》有比較精確的認定：「千般疢難，不越三條：一者，經絡受邪，入臟腑，為內所因也；二者，四肢九竅，血脈相傳，壅塞不通，為外皮膚所中也；三者，房室、金刃、蟲獸所傷，以此詳之，病由都盡。」所謂內因，不外情志失調或飲食勞倦導致臟腑功能的紊亂，正氣內虛，外邪乘虛而入。

醫案精選

◎案

某，女，42 歲，上班族。患鼻癢、打噴嚏、鼻塞、流清涕 1 月餘，遇寒則甚，無惡寒發熱，無咳嗽胸悶，痰少，或有頭痛、耳脹悶感、咽不適等伴隨症狀。體格檢查：雙側鼻腔黏膜蒼白，鼻甲輕度水腫，中下鼻道可見少量清稀分泌物附著，鼻咽未見粗糙隆起，咽後壁淋巴濾泡增生，扁桃腺多無腫大，雙耳鼓膜完整。曾在某醫院接受抗炎、抗過敏及局部激素等藥物治療，雖時有緩解，但停藥後不久即又復發，反覆多次，久而不癒。方用柴胡桂枝湯加減。

處方：柴胡 15g，桂枝 15g，黨參 10g，炙甘草 10g，法半夏 15g，大棗 15g，黃芩 6g，白芍 8g，生薑 10g（自備）。

按對於發病未超 2 個月的患者，其正氣雖有不足，但尚未明顯虧損，按照《傷寒論》中小柴胡湯和桂枝湯的立法原則，凡屬表證者當以解外為法，若有虛損，可兼以扶正。而實際上柴胡桂枝湯就是一首既立足解表，又輔以實裏的方劑，臨床根據病情輕重緩急之不同隨證加減，往往可獲奇效。方中柴胡主入少陽，既能引領諸藥入少陽之經，又擅祛散少陽之虛邪賊風；桂枝主入太陽，善散在表風寒，同時還可將由少陽驅逐至太陽之邪一併清除，故柴胡、桂枝兩藥合用共奏祛賊務盡之功，使肺氣得宣，滯氣得行，鼻竅得通，水液得運；黨參善補脾肺之氣，一可合大棗以實脾氣，防止太陽風寒之邪向陽明傳變，二可合柴胡、桂枝以助祛邪之力；方中炙甘草不可輕用，其承載與調和之功強大，3～5g 不足以發揮其善載諸藥、承前啟後、承上啟下之作用，唯重用之方可使「上焦之兵」得源，「建中之兵」得力，黃芩、桂枝寒熱相合，桂枝、白芍散收相宜，柴胡、黃芩上下相稱；法半夏燥溼化痰，涕多者當用量稍重，涕少者可酌減；黃芩乃善清肺熱之品，若無明顯熱象，可稍稍與之，取其清肅之性，承柴胡、桂枝升發之性而運轉機樞，雖可輕用但不可略無；白芍入肝經，主收斂，不可重用，防其收斂太過反致賊邪去之不盡，造成閉門留寇之嫌；生薑性味辛溫，善散表化液，最適宜此種涕多清稀病症，取桂枝散在表之風寒，又能溫化水液，除涕通竅。諸藥合用，共奏通竅止嚏、祛癢收涕之功。

柴胡桂枝湯出自《傷寒論》，如果仔細拆解該方，會發現其實它是由小柴胡湯和桂枝湯共合而成：小柴胡湯寒溫並用，攻

補兼施，升降協調。外證得之，重在和解少陽，疏散邪熱；內證得之，還有疏利三焦，條達上下宣通內外，運轉樞機之效。桂枝湯外證得之，重在調和營衛，解肌祛風；又因肺主氣屬衛，心主血屬營，故內證得之，還有調和氣血，共濟陰陽之力。柴胡桂枝湯以二方相合，故其功效當兩方兼而有之。

按仲景原意，此方為少陽兼太陽表證之主方。其發熱微惡寒、支節煩疼是太陽輕證；微嘔、心下支結，是少陽柴胡輕證。因為太陽證尚未去盡，但又不似發病時那般嚴重，所以取桂枝湯減半；同時因為又出現了少陽經的症狀，因剛入少陽病尚清淺，雖需和解少陽但用藥不宜過猛，故小柴胡湯也減半用之，兩方相合，取名柴胡桂枝湯，意在太陽少陽同解之。反之，若二證皆重，則可依原方藥量相合，其大法無異。選用此方之所以常常取效，實是因為居住地區地處東南，近於赤道，「陽常有餘，陰常不足」，故一年當中陽熱之氣候遠較其他地區時間為長，每年4月即開始炎熱，直至11月下旬方消，原本因熱而汗多者當表虛，最易受風寒侵襲，偏又晝日長期工作在冷氣環境下，致使汗液當發不發，內熱當透不透，寒邪束縛肌表，肺氣不得宣發，鼻竅不利，水液積聚故見鼻塞流清涕，同時因衛外之氣不足致使鼻竅肌膜疏鬆，每於吸入冷空氣時即有風邪乘機襲入於內，風淫作祟故見鼻癢難忍，噴嚏因此時作。因此，選用此方治療之意義就在於既藉小柴胡湯扶正又祛邪，同時又藉桂枝湯祛風以解表，太陽少陽兩經之風同搜，則風邪無所循行，必除之而後快，症狀也會隨之而立減。

（二）肺炎

◎案

　　李某，女，70歲。2008年2月17日初診。主訴：發熱伴咳嗽1週。症見：發熱，咳嗽，咯痰，痰黃黏，不易咯出，伴全身痠痛，無汗，煩躁，舌質紅，苔薄白，脈弦。體格檢查：T 38.5℃，左肺底可聞及溼性囉音。血液常規示：WBC 10.2×109/L，N 80％。胸部X光片示：左下肺炎。發病之初在外曾服用銀翹散治療，效果不佳來診。慮其發病與傷寒條文相符，治以和解少陽、調和營衛、兼以化痰。方用柴胡桂枝湯加味。

　　處方：柴胡15g，黃芩15g，黨參12g，桂枝10g，半夏10g，白芍15g，生薑3片，大棗10g，甘草10g，魚腥草30g，桔梗10g，杏仁10g。5劑，每日1劑，水煎服。

　　服上藥1劑後，體溫下降，微汗出，煩躁緩解；2劑後，全身痠痛減輕，咳嗽減少；3劑後，體溫完全正常；5劑諸症皆消，體溫正常，無全身痠痛，未再咳嗽、咯痰，肺部體徵消失。

　　按此病屬傷寒六七日，正寒熱當退之時，仍可見發熱之表證，更見煩躁，心下支結之裏證，此太陽少陽之併病。故取桂枝之半，以解太陽未盡之邪；取柴胡以解少陽之微結。配以加減清熱化痰宣肺之黃芩、桔梗、杏仁之藥，而取效。更有現代研究發現本方有免疫調節作用。李治淮等觀察本方對反覆呼吸

道感染患兒免疫球蛋白的影響發現，免疫功能降低，IgG 亞型缺陷是反覆呼吸道感染的重要因素。糾正 IgG 亞型缺陷狀態，改善免疫功能可能是柴胡桂枝湯治療該病的機制之一。

二、消化系統疾病

（一）胃病

　　在浩瀚博大的中醫學中，脾胃學說對中醫學的發展發揮了至關重要的作用。關於脾胃學說，最重要的是脾胃為後天之本和脾胃為氣機升降之樞紐兩說。特別是臨床用藥，莫不重視脾胃升降理論的指導意義。脾胃居於中焦，是人體氣機升降運動的樞紐。脾胃健運，就能維持如《素問・陰陽應象大論》所說的「清陽出上竅，濁陰出下竅，清陽發腠理，濁陰走五臟，清陽實四肢，濁陰歸六腑」的正常升降運動。《素問・五臟別論》曰「水穀入」，則胃實而腸虛；食下，則腸實而胃虛。《靈樞・平人絕穀》曰「胃滿則腸虛，腸滿則胃虛，更虛更滿，故氣得上下。」水穀在脾胃消磨下化為精微和糟粕，精微化生氣血，營養周身百骸，同時排出糟粕，是謂後天之本。而此種氣化都在脾升胃降中得以實現的，故《臨證指南醫案》曰：「納食主胃，運化主脾，脾宜升則健，胃宜降則和。」《類證治裁》亦云：「胃氣以下降為順，脾氣以健運為能。」升降有序則脾胃功能正常。升降失常則胃疾乃作，即如《素問・陰陽應象大論》所說：「清氣在下，

則生飧泄；濁氣在上，則生䐜脹。」即是脾之升清與胃之降濁功能不相協調而致病變。脾胃升降失常，直接引起中焦不和，現脘腹痞滿脹痛之症，就是因為脾不升清，胃不降濁，中氣壅滯不通所致。中氣不升而反下陷，常見神疲肢倦而臥或久泄不止而脫肛；胃氣不降而反上逆，常見嘔惡噯氣而不思飲食。調理脾胃，抓住升降這個關鍵，就會收到事半功倍的效果，脾胃居於中焦，是人體氣機升降運動的樞紐。《臨證指南醫案》說：「脾胃之病，虛實寒熱，宜燥宜潤，固當詳辨，其於升降二字，尤為緊要。」因此調理氣機升降是治療脾胃病症的一個重要方面。

周學海在《讀醫隨筆》中說：「升降者，裏氣與裏氣相迴旋之道也；出入者，裏氣與外氣相交接之道也。」升降與出入在病理上亦是互相影響，「升降之病極，則亦累及出入矣；出入之病極，則亦累及升降矣。」升降與出入關係密切。

衛氣行於體表「溫分肉，充肌膚，肥腠理，司開合」是其出入的結果，行於臟腑「熏於膏膜，散於胸腹」則是升降所致。既然營衛之氣無二，則其升降出入運行方式之間必然互相影響。《素問·玉機真臟論》中就指出：「風寒客於人，使人毫毛畢直，皮膚閉而為熱。」外感之鬱（氣滯），鬱在肌表，鬱在營衛出入受阻。由於營衛出入受阻，累及升降，所以才出現了鼻鳴、乾嘔、下利等臟腑升降不利的表現。故治療外感病，《本草正義》謂：「麻黃輕清上浮，專疏肺鬱，宣泄氣機，是為治感第一要藥，雖曰解表，實為開肺；雖曰散寒，實為泄邪。」解表

第三章　方劑臨床應用

是目的，透達營衛，開發腠理發汗是方法。《傷寒論》第 166 條「病如桂枝證」，則可見營衛不和之發熱、汗出、惡風等，一個「如」字可知非外邪所傷，只是營衛出入不利而已。臨床感冒易挾滯，而傷食又容易感冒，都是出入升降不利互為影響的緣故。

「少陽為樞」的理論，屬於三陽三陰六經開、合、樞內容之一，其原意是對少陽生理功能的概括，來說明少陽的功能特點有如樞機主運轉而能夠促進並調節太陽、陽明表裏陽氣的正常出入。小柴胡湯是透過調暢表裏陽氣的出入來發揮作用的，這可從服小柴胡湯後汗出而解得到證明。《傷寒論》第 96 條是兼有表證的治療方法，用桂枝開表達邪。當然也寓有小柴胡湯無礙汗出的意思，不然的話，只可遵仲景所昭示的先解表，後治裏的原則分步治療。第 146 條太陽少陽病言柴胡桂枝湯而不言桂枝柴胡湯除了說明邪已內傳少陽，急治少陽外，還有小柴胡湯可調暢氣機出入，使營衛運行暢通，助桂枝湯解表達邪之意。第 101 條是小柴胡湯證誤用下法，正傷較重，故見戰汗而解，汗出是樞機復常的表現。小柴胡湯調出入以利升降可以從《傷寒論》原文的兩個症狀描述中得到較為圓滿的解釋。喜嘔，嘔是胃氣上逆所致，但非為胃中有實邪，故不用像大黃甘草湯之類的降逆止嘔藥來治療。此嘔是少陽樞機不利，影響陽明胃氣的出入運動，使胃氣升降失常。故不降胃氣，而散少陽之結。鬱結開，則升降復常，嘔自然止。不大便，第 230 條是出入與升降不利表現均等的證治，脅下硬滿，出入不利；不大便而嘔，升

降不利。嘔止便通的機制，仲景用「上焦得通，津液得下，胃氣因和，身濈然汗出而解」來論述。此處言上焦，一是說明其治不在中焦，因為嘔和不大便與中焦關係密切，是辨證論治，不是辨症論治。二是《黃帝內經》稱「上焦開發，宣五穀味，熏膚充身澤毛」之論，故此處上焦有治外之意，也就是調暢氣機之出入，所以言濈然汗出而解，不治大便而大便自通。從上述症狀的分析中我們可以得出小柴胡湯證升降出入並調而以調出入為主。調出入卻每每可使升降復常，這是中醫整體觀念的深刻內涵所在。柴胡桂枝湯能夠在臨床上屢起沉痾，也是在整體觀念和辨證論治的指導下運用的。

　　消化性潰瘍是常見的消化科疾病，與消化液，包括胃酸和消化酶等在消化道內分泌過量有關，也與患者的飲食生活習慣有關，導致本該消化食物的消化液腐蝕胃和十二指腸黏膜，引起黏膜損傷和潰瘍。若消化液暫時受抑制而減少分泌，則潰瘍部位可以癒合，但容易再次受損而引起疼痛反覆發作。故臨床表現出週期性反覆發作的胃脘疼痛。若不積極治療，則容易進一步引起穿孔、出血等，嚴重則危及生命，需要儘早治療。

　　該病屬於中醫學「胃脘痛」、「吐酸」等範疇，認為主要病位在胃，胃為陽土，好潤惡燥，主受納、腐熟水穀的作用，以降為順。而飲食不潔、嗜食生冷辛辣刺激之物，則容易引起胃氣阻滯，胃失和降則痛。除胃外，還與脾、肝有密切關係。消化性潰瘍為脾氣虛弱，無力運化，則氣機阻滯；或脾陽不足，寒

自內生，胃失溫養引而疼痛。屬於久病，雖說中醫有久病則虛之說，但實證者或虛實夾雜者也常見。霍振壯認為，除了長期飲食習慣不佳，脾胃虛弱外，情志的刺激也會導致肝胃不和，肝與胃失和，憂愁發怒則氣鬱，易傷肝，肝氣橫逆，必定剋脾犯胃，導致氣機阻滯；而肝氣久鬱不暢，則化火傷陰，導致瘀血內結，故纏綿難癒。綜上所述對於本病的診斷主要在分清是虛還是實，在肝還是在脾。本病實者，多見發病不久，身體強壯，以脹痛或刺痛為主，進食後疼痛加劇，便祕；虛者，久病不癒，多見怕冷，以隱隱作痛為主，進食後胃痛減緩、便溏、氣弱無力等。肝胃不和者，急躁易怒，大便乾結，以間歇性脹痛為主；脾胃虛弱者，則與虛者的臨床症狀相似。治療以理氣和胃止痛為主，審症求因。

醫案精選
◎案

某，女，67歲。2011年9月23日初診。主訴：胃部脹痛不舒多年，加重1週。症見：胃部時痛，飯後背部脹，氣往上走，噯氣後稍感舒適，偶感泛酸，口苦，納少，大便偏稀，頭暈，BP 178/95mmHg（1mmHg ≈ 0.133kPa），舌淡紅，苔白膩，脈弦滑。中醫辨證為肝脾不和。方用柴胡桂枝湯加味。

處方：柴胡10g，桂枝10g，半夏10g，白芍20g，青皮15g，陳皮15g，黃連10g，乾薑6g，佛手10g，焦山楂15g，焦神曲15g，焦麥芽15g，炒白朮15g，茯苓15g，香附10g，川芎

10g，菊花 10g，薄荷 10g，砂仁 10g。6 劑，每日 1 劑，水煎服，飯後 0.5～1 小時溫服，每日 2～3 次。

二診：服上藥 6 劑後，自述服藥後背部脹感已減輕，僅偶爾背脹，未感反酸，頭暈，飲食可，二便調，食冷物後胃部不適加重，關脈弦有力，舌淡紅，苔厚膩。前方減薄荷、菊花，加厚朴 10g、蒼朮 10g、枳殼 10g。繼服 6 劑。後隨訪述服藥 12 劑後除偶感頭暈外餘症消失。

按此證屬肝鬱脾虛、肝脾不和型胃痛，常因飲食不慎誘發或加重。後背為陽明經循行部位，胃脘痛可引起後背相應部位不適感。因肝鬱不舒致木氣橫逆犯胃，故背部有脹感。胃以降為和，氣機不利，胃氣上逆故發噯氣，噯氣後氣機得以舒暢故背部脹感減輕；肝鬱乘脾，運化失司，大腸傳導功能失職故大便偏稀；脈弦主肝主痛，脈滑主溼，肝鬱脾虛溼盛故見脈弦滑。柴胡桂枝湯能調和肝脾。由於溼邪偏盛，故加白朮、茯苓、砂仁健脾祛溼，兼氣鬱加青皮、陳皮、佛手、香附、川芎行氣解鬱；因高血壓致頭暈，加菊花、薄荷清利頭目；飲食不佳，加焦山楂、焦神曲、焦麥芽消食和胃。複診時據患者述藥後胃部有冷感故去寒涼之薄荷、菊花，換以厚朴、蒼朮、枳實行氣健脾。

◎案

某，男，43 歲。2011 年 8 月 1 日就診。主訴：胃脘痛 4 天，自服西藥無效來診。患者述患十二指腸潰瘍 3 年，每因感冒、

飲食不節或情志不暢胃痛即發作。此次因感冒後胃痛加重，症見：胃脘灼痛，左脅肋不適，喜按，汗出，體溫37.5℃，微惡寒，頭暈，口苦，時欲嘔，乏力，不思飲食，大便3天未行，舌紅，苔薄白，脈浮弦數。中醫診斷為胃痛。辨證為少陽膽火犯胃，兼風寒在表。治以和解少陽、和胃止痛、解肌散寒。方用柴胡桂枝湯加減。

處方：柴胡15g，黃芩10g，清半夏10g，黨參10g，桂枝10g，炒白芍10g，炙甘草6g，生薑3片，大棗4枚。5劑，每日1劑，水煎服，少量頻服。

二診：服上藥5劑後，自述服藥2劑後頭暈、口苦、嘔吐、乏力等症狀明顯減輕，體溫正常，不惡寒，胃痛大減，飲食較前增多，服上藥4劑後已無不適症狀，食慾更佳，昨日服完5劑藥，覺身體舒適，無不適感。囑其以後飲食規律節制，加強鍛鍊。

按本案患者患胃部疾患多年，因外感而加重，其胃脘灼痛，涉及左脅肋，頭暈，口苦，時欲嘔，脈弦數，為少陽膽火犯胃之證；汗出、脈浮是風寒表虛證的表現，故辨證為膽火犯胃兼風寒表虛證。柴胡桂枝湯以小柴胡和解少陽，清膽和胃，止嘔散邪，桂枝湯解肌散風寒，且有抑木培土止痛之功效。

◎案

張某，女，61歲。2007年9月2日初診。就診時患者劍突下偏左側疼痛已4年。曾因膽囊多發結石，膽囊炎，膽總管擴

張多次手術未得根治，近日因劍突下疼痛加劇去西醫院進行檢查，西醫診斷為慢性淺表性萎縮性胃炎伴輕度糜爛。前來求診，診時伴有口苦，疼痛噯氣後則舒，納可，二便調，舌暗，苔紅，中心黃膩，脈象沉細。四診合參，辨證為肝膽脾胃不和。方用柴胡桂枝湯加味。

處方：柴胡10g，黃芩10g，法半夏10g，桂枝6g，白芍12g，延胡索12g，焦山楂15g，焦神曲15g，焦麥芽15g，金錢草30g，鬱金10g，木香10g，枳殼10g，虎杖15g，甘草6g，砂仁6g，太子參15g，蒲公英30g。14劑，每日1劑，分3次水煎服。

二診：服上藥14劑後諸症明顯減輕仍偶有口苦，伴心下陣痛，口臭，眼睛乾澀，舌脈同前，從症狀分析病情化熱之象偏重，痰熱互結阻滯胸中遂守上方去桂枝、太子參、蒲公英，加黨參15g、黃連6g、瓜蔞15g、厚朴10g。其間有感頭眩暈則加川芎10g、製香附10g，病情至今穩定。

按此證屬肝氣犯胃，肝胃不和型慢性胃炎。臨床多從肝論治，常因情志因素而誘發或加重。情志不遂，鬱怒傷肝，木鬱不達，橫逆犯胃，故加重。唐宗海說：「木之性，主於疏泄，食氣入胃，全賴肝木之氣以疏泄之，而水穀乃化。」又云：「肝為起病之源，胃為結病之所。」《靈樞·四時氣》亦有「邪在膽，逆在胃」之論。肝失疏泄，氣機阻滯，橫逆犯胃，胃氣不和，故發胃脘部疼痛，即所謂「不通則痛」。中醫認為通則不痛，

氣血調和也；痛則不通，氣血瘀滯也。胃脘部疼痛，歸根結柢多是氣血不通造成的，故治以調暢氣機、行氣活血而止痛。肝主疏泄，喜條達，疏泄失常，肝失條達，膽汁外溢則感口苦、口臭。胃氣上逆則伴噯氣，舌紅苔黃乃肝鬱而化熱之象。故用柴胡桂枝湯疏肝理氣，健脾和胃以止痛。其中加用延胡索、鬱金、木香、枳殼以行氣活血止痛。因患者伴有膽囊多發結石，故加用金錢草以利膽排石，兼以清熱，因苔有黃膩之象，故加用砂仁以健脾燥溼，虎杖、蒲公英清熱解毒。全方肝膽脾胃同治以奏調和肝膽脾胃，行氣止痛之功效。如患者感胸悶，胸痛多為痰熱互結則用柴胡陷胸湯以清熱化痰，宣暢氣機。方中柴胡、枳殼、白芍、甘草同用亦有四逆散的影子，四逆散亦為治療肝氣犯胃，肝鬱脾虛型胃痛的代表方。

◎**案**

朱某，女，58歲。2007年12月2日初診。就診時胃脘痞脹不適，尤以食後為甚，伴右胸脅部走竄性疼痛，噯氣後則舒，大便偏稀，口乾，舌紅，苔薄白，脈弦細。四診合參，辨證為肝鬱氣滯、橫逆犯胃、肝脾不和。治以疏肝利膽、健脾和胃。方用柴胡桂枝湯加減。

處方：柴胡10g，黃芩10g，法半夏10g，桂枝10g，白芍15g，延胡索12g，砂仁6g，厚朴12g，茯苓15g，木香10g，炒白朮12g，焦山楂15g，焦神曲15g，焦麥芽15g，太子參15g，甘草6g。7劑，每日1劑，分3次溫服。

二診：服藥 7 劑後，胃脘部脹痛明顯減輕，繼服上方以鞏固療效。並囑咐其患者飲食宜謹慎，不宜過飢或暴飲暴食，亦不宜食過冷過熱之物，慎食辛辣、煎炸油膩等刺激性或堅硬的食物。《難經・十四難》曰：「損其脾者，調其飲食，適其寒溫。」脾胃功能虛弱之人更應注意飲食的調理。

按《傷寒論》曰：「少陽之為病，口苦、咽乾、目眩也。」又云：少陽證，但見一證便是，不必悉具。故知本病屬少陽無疑。常因飲食不慎而誘發或食後加重，《金匱要略》指出：食傷脾胃，《素問・痹論》亦有飲食自倍，脾胃乃傷之論。飲食不調，損傷脾胃，升降失常，氣機阻滯，則胃脘痞脹不適。故本病亦屬肝鬱脾虛，肝脾不和型胃痛。胸脅乃肝經循行部位，走竄性疼痛乃氣滯的表現。胃以降為和，氣機不利，胃氣上逆故發噯氣，噯氣後氣機得以舒暢故胸脅疼痛減輕，肝鬱乘脾，運化失司，大腸傳導失職則大便偏稀。脈弦主肝主痛，脈細主虛主溼，肝鬱脾虛溼盛故見脈弦細。方中柴胡桂枝湯調和肝膽脾胃，同上方相比，此證的溼邪偏盛，故用砂仁、厚朴、茯苓、白朮以健脾祛溼。臨床中運用此方治療胃痛，權宜應變，效果良好。若伴有腹脹可加青皮、木香、枳殼理氣導滯；若納差則加雞內金、焦山楂、焦神曲、焦麥芽，以消食和胃；若氣滯日久，血行鬱滯加丹參、赤芍；若伴有膽石症可加三金；若伴有胸悶胸痛可加瓜蔞；若伴有失眠可酌加炒酸棗仁、茯苓；若泛酸多者可選用左金丸、煅瓦楞子、海螵蛸、白及；有膽汁反流者加鬱金、金錢草、木香等，若病有化熱的徵象則可考慮用柴胡陷胸湯加以治療。

第三章　方劑臨床應用

　　辛開苦降法是治療脾胃病的一條重要法則，稱「辛開苦降」而不是順承脾升胃降的說法稱「辛升苦降」有其特殊意義。雖然辛開苦降法源於仲師三瀉心湯，即半夏瀉心湯、生薑瀉心湯、甘草瀉心湯之開痞散結，但後世師其法擴大應用，對脾胃病療效卓著，視辛開苦降法為治痞專法。應探討其治療脾胃病的真正機制內涵所在，不然會對治嘔吐的黃連蘇葉湯，治胃痛的梔子川烏湯、梔子豉湯的真正組方依據產生誤解。三方中梔子川烏湯、梔子豉湯多用「火鬱發之」解釋，有一定的道理。但對黃連蘇葉湯之嘔吐則言「肺胃不和，胃熱移肺，肺不受邪也」的開肺達胃來解釋則有所不足，不如解釋為表邪入裏，漸擾及胃，出入升降俱不利，而表現為嘔吐。用蘇葉辛散調出入，黃連苦寒瀉熱以應胃之通降特性，所以嘔吐止，何況後世應用黃連蘇葉湯治療胃疾，並不是以表證作為其應用依據。當然病機以溼熱為主，這與治溼當宣散與滲利並調不謀而合，都是以調暢氣機而見功。故「辛開苦降」法不僅用於痞證，對於胃腸疾患每多採用，而辛藥不只乾薑，苦藥不只黃連、黃芩。針對不同病因、病機辨證應用，比單純應用一種方法療效顯著，當然應用時有所區別，表現靈活，仲師重在示法，不是按書索藥。

　　「調肝以和胃」、「調肺以治胃」是臨床比較常用的兩種治療胃腸疾病的方法，往往以「見脾之病，當先調肝」、「肺主肅降，胃以降為和，肺與大腸相表裏」來闡釋其取效的機制。「見肝之病，當先實脾」是從發病學上得出肝病往往累及脾胃，脾胃與肝膽關係密切，屬於未病先防、先安未受邪之地的範疇。中醫有

「少陽主樞」、「脾胃為氣機升降之樞紐」的論述。兩樞並存，有其特定的中醫指導價值。根據「開」、「合」、「樞」的本來意義，「樞」的位置在中間，產生樞轉上下或內外的作用。「少陽為樞」是指少陽位居半表半裏，樞轉氣之出入。脾胃居人體之內，位在中焦，樞轉氣之升降。升降出入的正常與否與兩樞關係密切。雖然在一般情況下，出入往往與外連繫，升降則言治內。但升降出入必須協調平衡，才能維持人體的正常生理狀態。

（二）急腹症

柴胡桂枝湯在急腹症中的應用：在《外臺祕要》「治心腹卒中痛者」的思想啟發下，透過近幾年來與西醫合作的臨床治療實踐，柴胡桂枝湯對以下幾種急腹痛症有良效。①膽道蛔蟲：突然發病，心下猝痛，喊叫，輾轉煩躁，疼痛難忍，但有疼痛突然停止，須臾再發。不痛時如平人。部分患者可以輕度發熱，微有往來寒熱，多數患者有口苦、咽乾、噁心嘔吐，有時嘔蛔，脈多弦緊，苔薄白或花，柴胡桂枝湯主之。②闌尾炎：初期多見右少腹部（偶有在左者）劇痛，或在臍部伴有噁心嘔吐、食慾不振，往來寒熱，痛時拒按，脈浮緊或浮弦，舌苔白滑，柴胡桂枝湯主之。至闌尾炎後期將癒，可以柴胡桂枝湯以鞏固療效。慢性闌尾炎，可以柴胡桂枝湯主方，靈活變通治之。③黏連性腸阻塞：多數患者有手術史，經常腹部陣發性疼痛，劇痛時有嘔吐噁心，或腹脹，伴有腸鳴，自覺有氣體在腹中亂竄，

脈多弦緊，舌苔薄白，予柴胡桂枝湯。④消化性潰瘍：最常見腹部疼痛，按之痛，不按亦痛，痛在飯後或飯前，多見吐酸，嘈雜噯氣，心下支滿，胸脅不適，或嘔吐，或大便黑，脈弦或緊，舌苔白或有黃膜，柴胡桂枝湯主之，大便黑者，當按遠血論治。⑤急性胰腺炎：常見猝然腹痛，多位於上腹中部，可能偏左或偏右，或在臍周圍，甚至滿腹痛，腹痛為持續性，有時陣發性加劇，並常涉及左側脅腹背部，得食痛甚，拒按，噁心嘔吐，劇時腹脹，有時便祕或腹瀉，發熱微惡寒，少部分患者可以出現輕度黃疸，舌紅苔白，脈弦緊，實驗室檢查：血及尿中胰澱粉酶相繼增高，超音波示胰腺腫大，柴胡桂枝湯主之。⑥一切原因不明之腹痛：症見心腹疼痛，無可尋原因，不可辨其寒熱虛實者，柴胡桂枝湯主之。⑦急性化膿性腹膜炎：包括各種不同原因所致的腹膜炎、急性膽囊炎、急性胰腺炎膽道蛔蟲、潰瘍病疼痛及某些原因不明之腹痛、膿毒血症、髂窩膿腫、急性腸阻塞等，症見嚴重疼痛，發熱微惡寒，不願活動，不思飲食，嘔吐苦水，腹壁發板，呼吸淺促，表情焦苦，脈弦而數，苔薄或厚或乾，急給柴胡桂枝湯統治之。

　　柴胡桂枝湯治療過敏性紫斑：患者皮膚出現皮疹，或呈蕁麻疹樣，或為出血點，或呈大片狀，疹子分布在四肢及臀部尤甚，關節附近較多，對稱。實驗室檢查：血小板正常，出凝血時間正常。又分關節型及腹型兩種。關節型四肢苦煩，關節腫大，膝內痛而後才出現皮疹，脈象弦或緊，舌白，宜用柴胡桂枝湯。

病案舉例

◎案

徐某，男，15歲，學生。心下突然疼痛2天。痛時拒按，喊叫，輾轉不安，疼痛難忍，但疼痛可以突然停止，狀若平人，須臾復發。發病逐日加重，口苦咽乾，噁心嘔吐，曾吐蛔蟲兩條，不欲飲食，大便稍稀，日2～3行，在當地診所治療無效而來診。症見：面色黃白，消瘦，神志清晰，唇內有米樣白點滿布，膽囊區壓痛明顯，舌質紅，白花苔，脈弦。肝膽超音波示膽囊內有條索狀蛔蟲。中醫診斷為蛔蟲病。西醫診斷為膽道蛔蟲。給予靜脈注射抗菌及止痛治療2天，效果不好。據脈症辨為柴胡桂枝湯證。即採取通三焦和營衛之法，用柴胡桂枝湯3劑而痛止，痊癒出院。

◎案

劉某，男，66歲，工人。少腹痛12小時。突然發生右少腹持續性劇痛，陣發性加劇，嘔吐4～5次，不能食，寒熱往來，痛時拒按，腹不脹，大便2次，質軟，有矢氣。症見：面微赤，痛苦面容，營養發育均可，皮膚微熱，腹平軟，右下腹壓痛，反跳痛，闌尾穴壓痛。舌苔白滑，脈弦緊。血液常規：WBC 14.5×10^9/L。超音波示：闌尾腫大。西醫診斷為急性闌尾炎。中醫診斷為腹痛。因患者不願手術，故服中藥為主，根據辨證施治精神，予柴胡桂枝湯2劑而寒熱除、嘔止、疼痛局限闌尾處。加減再進2劑而疼痛止，能食，繼服3劑而收功。

◎案

　　李某，男，15歲，學生。右下腹痛8天。8天前飲食後，突然感到上腹不適，支滿，繼而全腹痛，逐漸轉移至右下腹部，疼痛呈陣發性加劇，噁心嘔吐，食慾減少，大便稀，小便少。曾在當地診所治療，腹痛仍陣發性加劇，並感右下腹有一腫塊，疼痛拒按，彎腰捧腹。症見：面微赤，表情痛苦，腹部平坦，右下腹稍有隆起，腹壁緊張，可摸到一個 10cm×12cm 的包塊，拒按，不移動，膚熱，舌質紅，白苔，脈滑數。查血液常規：WBC 19×109/L。超音波示：闌尾周圍膿腫。西醫診斷為闌尾周圍膿腫、局限性腹膜炎。中醫診斷為腸癰（膿成）。患者及其親屬拒絕手術，以中醫保守治療為主。辨證為柴胡桂枝湯證，投3劑柴胡桂枝湯，且加大劑量，腹痛減輕，嘔吐止，飲食漸增，脈漸轉弦，但右下腹仍有一個 10cm×10cm 包塊，壓痛不明顯，加減再進3劑，痛止，食慾正常，二便如常，以此方加減再服10劑而收功。

◎案

　　孫某，男，60歲，農民。患者為持續性腹部疼痛，陣發性加劇，腹部逐漸膨脹，嘔吐，無大便，無矢氣。體格檢查：神志清晰，表情痛苦，不願活動，腸型可見，觸之軟，壓痛不明顯，舌質紅，苔薄白，脈象弦緊。腹部X光：腸脹氣及液平。患者拒絕手術。西醫診斷為黏連性腸阻塞。中醫診斷為腑氣不通、三焦不利。以中醫治療為主，配合靜脈注射。中醫辨證為

柴胡桂枝湯。即用大劑量柴胡桂枝湯1劑後大便通，腹脹、嘔吐減輕，能進食，但仍感腹部微痛，不更方，再服6劑，腹痛止，自述無所苦，7日而治癒出院，後以活血行氣為主善其後，隨訪1年未復發。

◎案

胡某，女，23歲，農民。四肢起紅斑疹1個月。1個月前，感全身無力，四肢煩疼，心下支結疼痛，隨之四肢起紅斑疹，大便色黑，小便正常，白帶多，月經20天1次。症見：面色淡白，皮膚稍熱，四肢散在密集之丘疹樣紅斑，兩肢體對稱，紫斑處按不褪色，舌質紅，苔白，脈弦。實驗室檢查：血小板、出凝血時間、尿液常規、腎功能正常。西醫診斷為過敏性紫斑症、腸出血。中醫診斷為紫斑症。西醫給予抗膽鹼藥物及糖皮質激素等藥物治療後，疼痛不止，斑點消後又發，纏綿反覆，後用中藥治療，根據脈症辨為營衛不和、三焦不通之柴胡桂枝湯證。投柴胡桂枝湯5劑，腹疼止，四肢如常，食味漸復，二便正常，但紫斑消退甚慢，並有輕微心慌，舌紅，苔少，脈虛。改服六味地黃湯加三七3g沖服，以補水救火，6劑紫斑盡退，痊癒出院。

按柴胡桂枝湯雖然治療廣泛，但也必須嚴格適應證，只要病在少陽，且有太陽之殘餘，發熱微惡寒，心下支結，微嘔，口苦咽乾，四肢拘急或麻木，或三焦不通，或腹中急痛者，稱之為柴胡桂枝湯證。與西醫合作治療急腹症，一般包括現代醫

第三章 方劑臨床應用

學所說的急慢性胃炎、膽道蛔蟲、潰瘍病、急慢性胰腺炎、急慢性闌尾炎、急性化膿性腹膜炎等，用柴胡桂枝湯治療，皆顯奇效。在臨床上，柴胡桂枝湯的應用主要遵循三個原則：①柴胡桂枝湯必須與諸方配合使用。秦伯未老先生說：我們並不反對一病一方，每一個病都有主症主因，當然有主方，問題在於一個病包括許多症候，不止一個主方，必須透過辨證，定出治則，然後引用。因此，還必須和諸方配合使用，才能收到預期效果。②嚴格掌握劑量，堅持治療方針。張景岳云：「藥不及病，則無濟於事，藥過其病，則反傷其正而生他患矣。」言病有不同，方有大小，縱然辨證確切，如劑量掌握不當，效果一樣會受到影響。在臨床探索中，劑量加大，效果可以加倍。另外，還要根據患者的年齡、性別、體質及發病季節的不同，病邪的各異來裁定。體壯邪盛者，柴胡、桂枝加量，弱者及小兒宜減量。最大量用到4倍於常用量，無任何不良反應。堅持治療方針，只要認準是柴胡桂枝湯證，1劑不效，繼服2劑。因用量小，可能症狀不減反增，這時應加重劑量，或原量繼續服用，若臨病畏懼，不敢堅持，也一樣不能獲得好的療效。③使用加減要有原則，不可拘泥於病名。病有變化，藥有加減。冉雪峰老先生曾說：（治病）要之在方劑，則活法之中有定法；在加減，則定法之中又有活法。秦伯未老先生亦說：症狀有出入，必須要加減，加減亦有法則，不是無原則的靈活。因此，有是病則用是藥。在柴胡桂枝湯的加減中都是依照原則的，如柴胡桂枝瓜蔞湯，具有柴桂證，又有心下鬱滿，大便微乾的症狀，那就不是柴胡桂枝湯力所能及了。非加瓜蔞以蕩滌心胸中鬱熱

垢膩，潤下利腸不可，故加瓜蔞，其他皆如此。中醫治病，不可不重視病名，但也不可拘泥於病名，主要應該根據四診八綱，參之六經，靈活機敏，辨證施治。如柴胡桂枝湯證，有時出現在膽道蛔蟲病中，有時出現在潰瘍病、急慢性闌尾炎、急慢性胰腺炎病中，諸病皆可用柴胡桂枝湯取效。用柴胡桂枝湯也不能完全治好。再如「炎」症，不光有陽證，亦有陰證，如闌尾炎中的大黃附子湯證，大黃附子湯，由附子、細辛、大黃構成，同煎一次服，用大黃者，不求其苦寒清熱，故為同煎，邪輕者，用量小，主要是借其推蕩之力，與附子、細辛配伍，以達溫通之目的，若妄投寒涼，定會使寒者更寒。充分表現中醫同病異治，異病同治要旨。

（三）膽囊炎

◎案

姜某，女，82歲。2009年4月26日初診。主訴發熱嘔吐，脅痛3天。患者3天前出現上述症狀，超音波顯示：膽囊炎、膽結石。血液常規示：WBC 11.8×10^9/L，N 82%。肝功能示：ALT 132IU/L。診斷膽囊炎、膽結石，膽囊炎引起肝損害。給予抗炎補液對症治療3天後，症見：低熱，脅痛，不思飲食，進食米湯後噁心，全身痠痛，大便乾結，2日1行，舌淡暗，苔白膩，脈細弦。方用柴胡桂枝湯加減。

處方：柴胡20g，黃芩10g，黨參15g，桂枝10g，半夏10g，白芍15g，膽南星10g，茯苓30g，枳實10g，鬱金10g，

大棗6g，甘草10g，生薑3片。7劑，日1劑，水煎服。

服上藥3劑後，症狀緩解，7劑後諸症皆消，複查血液常規、ALT正常。

按本病是以少陽病為主，兼有營衛不和，用本方寒溫並用，攻補兼施，升降協調，重在和解少陽，疏散邪熱，疏理三焦。加用膽南星、茯苓、枳實、鬱金之品，兼有行氣化溼之效，共用奏功。現代研究發現柴胡桂枝湯可抑制內毒素引起的肝血流量減少，並可能透過改善血流抑制肝內循環障礙及肝細胞損傷；透過抑制胃黏膜血流量的減少保護胃黏膜，抑制腸道因缺血—再灌注所致的腸道自身損傷，抑制內毒素的吸收，從而改善肝內循環障礙。

三、風溼性疾病

類風溼性關節炎

◎案

陳某，男，72歲。2009年11月初診。主訴：雙手近端指間關節紅腫疼痛1週。症見：煩熱，微惡寒，雙手近端指間關節紅腫疼痛，關節屈伸不利，情緒不暢，食慾不佳，舌紅，苔薄白，脈細弦。既往患者有類風溼性關節炎病史，病情相對穩定，本次發作前有受涼史。方用柴胡桂枝湯加減。

處方：柴胡20g，黃芩15g，桂枝10g，清半夏10g，白芍

20g，甘草 10g，忍冬藤 15g，片薑黃 9g，生薏仁 15g，絡石藤 15g，香附 6g，生薑 1 片。日 1 劑，水煎服，日 2 次。

服藥 7 劑後複診，煩熱、惡寒已去，關節紅腫疼痛、屈伸不利減輕，情緒改善，食慾轉佳，舌脈同前。繼服 7 劑，紅腫疼痛消失，症狀改善。

按類風溼性關節炎屬中醫「痹證」範疇，其病因複雜，非獨外感風、寒、溼、熱邪氣所致，亦可單獨因情志鬱結，飲食不節，稟賦不足，年高腎虛所致。治療上多以或清熱解毒，或補腎蠲痹，或祛風活血為主。治療中應注重氣血調和，本案患者為類風溼性關節炎活動期，有外感之誘因，及支節煩疼。少陽樞機不利，疏泄失常，則氣機不暢，血行受阻而發生關節疼痛，加之有外感之表證，慮及於此，方用柴胡桂枝湯加減以燮理少陽，調和營衛；加用忍冬藤、片薑黃、絡石藤等藥清熱活血止痛而奏效。實驗研究亦證實本方有解熱、免疫調節的作用。

第二節 外科疾病

（一）神經根型頸椎病

◎案

李某，男，35 歲，公務員。2010 年 2 月 12 日初診。主訴：頸肩部疼痛伴右上肢麻木 3 個月。患者於 3 個月前受涼之

後出現頸肩部疼痛，轉側不利，伴右上肢麻木，無名指和小指尤甚。常與頭部活動、姿勢有關。在某醫院診斷為神經根型頸椎病。給予針灸、推拿、靜脈注射紅花注射液及外敷膏藥等治療，療效不甚滿意。體格檢查：C6、C7棘突右側1cm處壓痛，右側臂叢神經牽拉試驗（＋），椎間孔擠壓試驗（＋），霍夫曼徵（－）。頸椎MRI顯示C4～5，C5～6椎間盤突出；頸椎生理曲度變直。症見：頸肩部疼痛，轉側不利，伴右上肢麻木，無名指和小指尤甚，頭部轉動時上述症狀加重；並見納差，舌苔薄白，脈弦細。西醫診斷為神經根型頸椎病。中醫辨證為太少合病。治以和解少陽、調和營衛。方用柴胡桂枝湯加減。

處方：柴胡10g，黃芩10g，半夏15g，黨參15g，桂枝15g，白芍30g，全蠍6g，葛根10g，生薑10g，大棗10g，甘草10g。6劑，每日1劑，水煎早、晚分服。

服上藥6劑後症狀減輕，效不更方，繼續服上方30劑，諸症消失，治療期間配合頸椎保健操行功能鍛鍊。

按本案患者頸項部為足太陽膀胱經所過之處，頸肩部疼痛及小指麻木與手太陽小腸經循行路線基本吻合，而無名指屬於手少陽三焦經所過之處，故辨證為太少合病，運用柴胡桂枝湯和解少陽，調合營衛；加全蠍搜風通絡、止痛，葛根生津液，舒經脈，為頸項部疼痛的專藥，切中病機，病自可癒。

（二）肩關節周圍炎

◎案

朱某，男，50歲，司機。2009年5月25日初診。主訴：左肩疼痛2個月。曾予針灸、火罐、內服中藥（以補腎壯骨藥為主）等治療，療效欠佳。近日病情加重，夜間尤甚，不能入眠，肩部活動受限，伴口苦、納差。體格檢查：左肩關節無紅腫，肩關節後半部壓痛明顯；前屈50°，外展70°。肩關節MRI示肩關節未見異常。症見：左肩關節疼痛，以肩的後半部為主，活動受限，伴口苦、納差、眠差，舌質紫暗，苔薄白，脈弦細。西醫診斷為肩關節周圍炎。中醫辨證屬太少合病。治以和解少陽、調和營衛。方用柴胡桂枝湯加味。

處方：柴胡10g，黃芩10g，半夏15g，黨參15g，桂枝15g，白芍30g，全蠍6g，蜈蚣1條，薑黃10g，首烏藤15g，連翹10g，生薑10g，大棗10g，甘草10g。5劑，每日1劑，水煎分服。

肩痛見緩，繼服上方，並配合功能鍛鍊，40天病癒。

按本案患者肩關節疼痛，以肩的後半部為主，此患者的發病部位恰好是手太陽小腸經和手少陽三焦經所過之處，口苦、納差、苔薄白、脈弦細為少陽病之症，故辨證為太少合病。運用柴胡桂枝湯和解少陽，調合營衛；加全蠍、蜈蚣息風止痛、通經活絡，薑黃活血化瘀，連翹清熱消食。諸藥合用，共奏和解少陽、調和營衛、活血化瘀、通經止痛之功。

（三）腰椎間盤突出症

◎案

鄧某，女，38歲，司機。2008年12月18日初診。主訴：反覆腰腿痛5年，加重3週。3週前因彎腰拾物用力時，突感腰部劇烈痠痛，難以忍受，伴左下肢麻木放電感，活動行走困難。CT顯示L4～L5椎間盤突出；L5～S1椎間盤膨出。在某醫院予以甘露醇脫水、紅花注射液活血化瘀，內服身痛逐瘀湯等治療，症狀緩解出院。為求進一步診治，遂來醫院。症見：左大腿後側、小腿後側及前外側疼痛，咳嗽時加重，伴口苦、咽乾，納差，大小便未見異常。舌淡，苔薄白，脈弦細。體格檢查：L4～L5棘突旁2cm處有壓痛，左側直腿抬高試驗60°（＋）及加強實驗（＋）。西醫診斷為腰椎間盤突出症。中醫辨證為太少合病。治以和解少陽、解肌祛風。方用柴胡桂枝湯加減。

處方：柴胡10g，黃芩15g，半夏15g，黨參30g，桂枝10g，白芍30g，全蠍6g，蜈蚣2條，甘草6g，大棗10g，生薑10g。5劑，每日1劑，水煎服。

二診：服上方5劑後，下肢疼痛有所緩解。自感腰痠，乏力，上方加川續斷15g、桑寄生15g、黃耆30g。繼服6劑。

三診：上述症狀基本消失。繼二診處方繼服6劑，以鞏固療效。

來電訴腰痠及下肢疼痛症狀全部消失。3個月、6個月後隨訪無復發。

按本案患者左下肢後側疼痛，與足太陽膀胱經的循行路線基本一致；小腿外側疼痛，與足少陽膽經的循行路線基本一致，口苦、咽乾、納差為少陽病之象，故中醫辨證為太少合病，以柴胡桂枝湯加減。方中柴胡、黃芩、半夏、黨參、甘草、生薑、大棗為小柴胡湯組方，功能和解少陽；桂枝、白芍、甘草、生薑、大棗為桂枝湯組方，功能祛風解肌，調和營衛；全蠍與蜈蚣同用通經活絡，止痛。諸藥合用，共奏和解少陽，解肌祛風、通經止痛之功。

頸椎病、五十肩、腰椎間盤突出症為骨傷科的常見病、多發病。《靈樞·經脈》曰：「小腸手太陽之脈，起於小指之端，循手外側上腕……上循臑外後廉，出肩解，繞肩胛，交肩上……膀胱足太陽之脈……其直者，從巔入絡腦，還出別下項，循肩髆內，挾脊抵腰中……其支者，從腰中下挾脊，貫臀，入膕中……從髆內左右，別下貫胛，挾脊內，過髀樞，循髀外從後廉下合膕中，以下貫踹內，出外踝之後，循京骨，至小指外側……三焦手少陽之脈，起於小指次指之端，上出兩指之間，循手表腕，出臂外兩骨之間，上貫肘，循臑外上肩，而交出足少陽之後……膽足少陽之脈……其直者……下合髀厭中，以下循髀陽，出膝外廉，下外輔骨之前，直下抵絕骨之端，下出外踝之前，循足跗上，入小指次指之間。」

由此可見，頸椎病與太陽經脈、手少陽三焦經密切相關；五十肩與手太陽小腸經及手少陽三焦經密切相關；腰椎間盤突出症主要與足太陽膀胱經及足少陽膽經有關。上述疾病雖各

異，但都符合太少合病的病機，故都予柴胡桂枝湯加味和解少陽、調和營衛、通絡止痛，切中病機，效如桴鼓。充分表現了中醫靈活的辨證思想及異病同治的治療法則。臨證須謹守病機，遵循中醫辨證論治的原則，熟悉疾病的演變過程，掌握經方的配伍規律，做到效不更方，不被現代醫學病名診斷所束縛，更不要被現代中藥藥理研究所禁錮，始終堅持張仲景所倡導的「觀其脈證，知犯何逆，隨證治之」的觀點，為經方的進一步推廣應用做出貢獻。

第三節　其他

(一) 焦慮性疼痛

　　焦慮是一種對未來危險的擔心，是一種強烈的、令人痛苦的緊張和不安的感覺，它的對象是模糊的、不特定的、無形的、未被認識的危機和困難，通常焦慮會伴隨著過分的擔憂和軀體的不適。所有人都會有焦慮的狀態，其跟我們能夠辨識的情緒狀態一樣常見，是人們日常生活的一部分。焦慮症是一種以焦慮情緒為主要臨床相的精神官能症。其焦慮症狀是原發的，並非由實際威脅所引起，其緊張程度與現實情況很不相稱，舉凡繼發於妄想、疑病症、強迫症、憂鬱症、恐懼症等的焦慮都應診斷為焦慮症候群，而不應診斷為焦慮症。

本病屬中醫學「周痺」、「氣痺」、「痛痺」等範疇。如《靈樞·周痺》云「周痺之在身也，上下移徙，隨其脈上下，左右相應，間不容空……此內不在臟，而外未發於皮，獨居分肉之間，真氣不能周，故命曰周痺」，說明其病機是真氣不能周行於分肉之間。《中藏經》亦云「氣痺者，愁憂思喜怒過多，則所結於上……宜節憂思以養氣，慎喜怒以全真」。《醫學入門》亦云「周身掣痛者，謂之周痺，乃肝氣不行也」。它們指出本病多因情志失調、憂思鬱怒，致使肝失條達、肝氣鬱結、氣機不舒、血行受阻、脈絡瘀滯，進而周身疼痛。治以疏肝理氣、活血通絡，從而達到改善患者心情和止痛作用。臨床中，長期運用經方治療風溼病，發現本病症狀頗似柴胡桂枝湯的經旨：「傷寒六七日，發熱，微惡寒，支節煩疼，微嘔，心下支結，外證未去者，桂枝柴胡湯主之。」本病除肌肉關節疼痛，還有大量的精神情緒方面症狀，失眠、焦慮、疲乏憔悴、食慾不振等。故和解少陽、疏利肝膽在本病中占有重要地位。本方是桂枝湯與小柴胡湯的合方，桂枝湯能調和營衛；小柴胡湯和解少陽，內外表裏兼治。劉渡舟善用經方治療，他認為，柴胡桂枝湯對於四肢關節疼痛、夾有肝氣、胸脅苦滿、脈見弦者適用。同時，煆龍骨、煆牡蠣也為治療本病的必要藥物，特別是對於易驚、易怒者尤為適宜。原文中的「支節煩疼」的症狀也和本病頗為暗合，不僅是肌肉關節的疼痛，更有心煩意亂、情緒不穩之意，故選用柴胡桂枝湯治療甚為妥貼，療效顯著。

第三章　方劑臨床應用

醫案精選

◎案

張某，女，50歲。2006年8月初診。2003年初因卵巢囊腫接受切除術，近來出現全身乍寒乍熱，顏面陣陣烘熱，隨即汗出，頸以上為甚，夜間手足心發熱，心煩，口苦，咽乾，眠差，頭暈，面紅似妝，舌淡紅，苔薄白，脈弦細。如此發病，每日三、四次，苦惱不堪，難以正常工作。在某醫院診斷為更年期自律神經失調，試予雌激素治療，因藥物反應嚴重，後服知柏地黃丸、逍遙丸等，效果不佳，遂來求診中醫。症見：症狀如前，舌淡紅，苔薄黃，脈弦無力。辨證為肝腎不足、營衛不調、邪鬱少陽、氣機鬱滯。方用柴胡桂枝湯加減。

處方：柴胡10g，桂枝10g，太子參10g，黃精10g，白芍10g，黃芩8g，生龍骨30g，生牡蠣30g，炙甘草6g，生薑3g，大棗3g。7劑，每日1劑，水煎服。

二診：服上藥7劑後，諸症減；繼服7劑，諸症悉平。以調補肝腎藥物調理鞏固。

按自律神經失調屬中醫學「鬱證」、「臟躁」、「心悸」等範疇，多由情志不舒或思慮過度，疏泄失常，氣機鬱滯，或勞傷心脾，心血虧耗，肝腎不足，從而導致臟腑功能紊亂，機體陰陽氣血營衛失調，故治當調補肝腎，暢達樞機，平衡陰陽，調和營衛，以達攻補兼施，標本同治之效。柴胡桂枝湯由小柴胡湯與桂枝湯各半量合方組成。小柴胡湯與桂枝湯亦均出自《傷

寒論》，其中小柴胡湯是治療少陽病的主方，用以和解半表半裏的病邪；桂枝湯為治療風寒表虛證之主方。柴胡桂枝湯中的小柴胡湯可疏肝解鬱，清熱除煩，理脾扶正，使肝氣條達，少陽樞機運轉，鬱於半表半裏之邪熱得除；桂枝湯為桂枝甘草湯辛甘化陽與芍藥甘草湯酸甘化陰之合，用之可外和營衛，內調陰陽、理脾胃，自古即為烘熱汗出之效方。《傷寒論》中以之治療「臟無他病，時發熱自汗出而不癒者」即是明證。現代研究顯示，小柴胡湯具有興奮腦下垂體－腎上腺、促進腎上腺皮質激素大量分泌、調節免疫的功能，與近來研究認為本病的病理機制與血清素水平降低、皮質醇調節異常相吻合。桂枝湯是調和營衛、解肌發表的代表方，具有鎮痛、鎮靜作用，鎮痛作用與嗎啡相似，鎮靜能改善睡眠。

（二）癌性疼痛、發熱

癌性疼痛是中晚期惡性腫瘤患者最常見的症狀之一，臨床上積極控制疼痛成為中晚期腫瘤治療的主要內容之一。世界衛生組織三階梯止痛藥物是目前控制癌痛的標準方法，但存在一定的毒副作用，如成癮、耐藥、便祕、噁心嘔吐、頭暈嗜睡，嚴重者可發生呼吸抑制等。中醫藥治療效果明顯且不良反應少。中醫將疼痛病機分為「不榮則痛」、「不通則痛」，不通者多為痰飲凝結、氣機鬱結、痰瘀互結、火熱蘊積、溼濁內蘊；不榮者多由脾腎兩虛、陰血失養、氣陰兩虛所致，即《素問·舉痛論》所言：「脈泣而血虛，血虛則痛。」柴胡桂枝湯於理氣之中

第三章　方劑臨床應用

行血瘀，利樞機以通陽氣，調和氣血以平陰陽，和則痛自止。該方由小柴胡湯和桂枝湯二方相合而成，小柴胡湯和解少陽，兼補胃氣，使邪氣得解，樞機得利，以治少陽，柯琴譽其為「少陽樞機之利，和解表裏之總方」；桂枝湯調和營衛，邪正兼顧，滋陰和陽，以解太陽，《傷寒論》第276條曰「太陰病，脈浮者，可發汗，宜桂枝湯」，可見桂枝湯於太陰病之中可溫陽和裏而建中。《金匱要略‧腹滿寒疝宿食病脈證治》言「柴胡桂枝湯方：治心腹卒中痛者」，更加擴大了柴胡桂枝湯的臨床應用。可見該方屬和法，即透過和解或調解之法，使半表半裏之邪，或臟腑、陰陽、表裏失和之證得以解除的一類治法。清代戴天章《廣瘟疫論》曰：「寒熱並用之謂和，補瀉合劑之謂和，表裏雙解之謂和，平其亢厲之謂和。」和法既能祛除病邪，又能調整臟腑功能，性質平和，全面兼顧。

醫案精選

◎案

某，男，44歲。2012年7月17日確診原發性肝細胞癌，中低分化，大小 1.2cm×0.6cm×0.7cm，侵及肝門軟組織及肌層，有脈管癌栓，近端膽管阻塞，左肝切除術後。2012年11月2日開始放療，2012年12月28日放療結束後就診，症見：腹痛，伴噁心，納差，心煩熱，少寐，偶有關節疼痛，二便調，舌紫紅苔少，舌下絡脈曲張，脈沉滑。方用柴胡桂枝湯加減。

處方：柴胡10g，赤芍15g，枳殼10g，炙甘草6g，威靈仙

15g、土鱉蟲 10g、法半夏 10g、伸筋草 15g、女貞子 10g、桂枝 10g、黃連 6g、瓜蔞 15g、青蒿 15g、砂仁 6g、佩蘭 10g、蒼朮 10g。30 劑，每日 1 劑，水煎服。

二診：2013 年 3 月 1 日。腹痛、心煩熱消失，噁心、納差、偶有關節疼痛好轉，寐可，二便調，舌脈同前。前方去桂枝、黃連、瓜蔞、青蒿、佩蘭、蒼朮，加蛇六穀 30g、炙黃耆 15g、黃精 15g、製南星 6g、土茯苓 10g、白朮 10g。30 劑，每日 1 劑，水煎服，鞏固療效。

按四診合參，辨為氣血失和、陰陽失調之證，故用柴胡桂枝湯加減以調和陰陽，攻補兼施。現代醫家認為，對不同階段肝癌有不同治法，癌毒日久，溼熱內生，應以清熱解毒、化瘀祛溼為主，兼以理氣健脾。放療、化療後易致脾胃受損，運化失調而溼濁內蘊而見納差、噁心等，氣機受阻，則疼痛，即「不通則痛」。故予柴胡桂枝湯易白芍為赤芍清血分熱毒，加黃連清熱解毒，青蒿清熱除煩。土鱉蟲、威靈仙、砂仁、佩蘭、蒼朮合用散瘀結，行氣滯，滲溼濁，使脾氣健運，溼邪得去。放療為熱毒之邪，易出現燥熱傷陰之證，故佐以女貞子滋補肝腎之陰。本方虛實兼顧，寒熱並調，使氣機得通，則痛減。二診熱象已不顯，且「虛不受補」，因此，臨床中不宜大補，往往採用平補之法，故加用炙黃耆、黃精、白朮配合女貞子氣陰兼顧。腫瘤病情複雜，病勢沉痾，臨床非重劑不可為，故用蛇六穀 30g、製南星 6g 化痰散結祛邪。

第三章　方劑臨床應用

◎案

某，女，74 歲。2012 年 1 月 20 日確診為胃低分化腺癌，部分印戒細胞癌，侵及周圍脂肪組織，淋巴管及神經累及。胃癌根治術後未行放療、化療。2013 年 5 月 4 日胃鏡：殘胃炎。腹部 CT 未見明顯異常。2013 年 5 月 14 日由於胃痛難忍遂來腫瘤科就診。症見：胃痛明顯，噁心，伴嘔吐黃水樣物，胸脅脹滿，燒心，舌紫紅，苔薄白膩，脈沉細。方用柴胡桂枝湯加減。

處方：柴胡 10g，白芍 15g，桂枝 10g，炙甘草 6g，法半夏 10g，茯苓 15g，陳皮 10g，乾薑 6g，蒲公英 15g，烏藥 10g，佩蘭 10g，砂仁 3g。

7 劑，每日 1 劑，水煎服，每並囑患者去滓再煎，使藥性剛柔相濟，不礙於和。

二診：2013 年 5 月 28 日。訴胃痛消失，胸脅脹滿好轉，胃脘痞滿，時有嘔吐黃水樣物，燒心，舌紫紅，苔薄黃膩，脈沉細。予以半夏瀉心湯加味。

處方：法半夏 10g，茯苓 15g，陳皮 10g，乾薑 6g，黃連 3g，烏藥 10g，木香 10g，砂仁 6g，黃芩 10g，黨參 10g，炙甘草 6g，桂枝 10g。7 劑，每日 1 劑，水煎服。

三診：2013 年 6 月 5 日。諸症明顯緩解。

按此案屬肝氣不疏，橫逆犯胃，胃氣阻滯，不通則痛。方以柴胡桂枝湯加減，桂枝、炙甘草辛甘化陽，白芍、炙甘草

酸甘化陰緩急止痛，柴胡疏肝理氣，半夏和胃散逆止嘔。因癌毒多為陰邪，加之癌症患者素體虛弱，且該患者為術後，元氣受損，脾虛不運，津液內停，聚為水溼，故加用茯苓、陳皮、乾薑健脾和中，使中焦得固，生化有常。以烏藥配以佩蘭，佐以砂仁芳香化溼，而木香、陳皮理氣之中可以作為胃癌的引經藥，使藥達病所。患者體虛不耐攻伐，故用少量蒲公英解毒散結以祛邪。二診患者胃痛消失，胸脅脹滿好轉，刻下痞滿症狀明顯。因患者中氣受傷，脾胃失調，清濁升降失常，故更柴胡桂枝湯以半夏瀉心湯化裁，辛開苦降，寒熱並調。半夏、乾薑辛開散結除痞，黃芩、黃連苦寒清降開痞，黨參、炙甘草補脾和中，木香、砂仁醒脾，佐以桂枝溫陽通經。

◎案

某，男，44歲。2012年12月21日診斷為胃底賁門低分化腺癌。術後改變，未行放化療。2013年1月9日初診：訴納差，胃脘部脹痛，餐後甚，咽乾，喜熱飲，時惡寒，偶有汗出，形體消瘦，納差，寐差，乏力，二便調，舌暗紅，苔白膩，脈弦沉。方用柴胡桂枝湯加減。

處方：柴胡10g，桂枝10g，白芍15g，乾薑6g，法半夏10g，陳皮10g，茯苓30g，炙甘草6g，黨參10g，黃芩10g，烏藥10g，百合30g，土貝母10g，半枝蓮30g，莪朮10g，石見穿10g。14劑，水煎服，每日1劑。

二診：2013年1月29日。訴惡寒消失，胃脘痛較前明顯好

轉，仍時有脹滿感，消瘦。效不更方，繼以柴胡桂枝湯為基礎方化裁，前方去石見穿、桂枝，加竹茹 10g、紫蘇梗 15g 以理氣消散痰凝，蒲公英 15g 消癥散結，7 劑，水煎服，每日 1 劑。

三診：諸症皆有好轉。

　　按本案當屬少陽樞機不利，邪移胃腸，脾胃居中，中焦氣機升降失常，則見胃脘脹痛，濁氣上逆則見咽乾。又兼見太陽經證，故惡寒，汗出。邪在太陽則當汗，邪在少陽則禁汗，太少併病，亦不可汗。既不可汗，則兩經鬱經之邪無可解之法，故用柴胡桂枝湯和解少陽，兼散表邪，以疏利氣機，氣機得利則痛自緩。因表證不顯，寒象較著，易生薑為乾薑走裏以溫中散寒通脈。加百合、烏藥理氣止痛，陳皮、茯苓健脾培中，半枝蓮、土貝母、莪朮、石見穿祛瘀散結，化癥消積。癌痛即是在癌症病機基礎上發生、發展而來，故癌痛病機亦涉及多臟腑功能失調，及氣血津液病變的相互錯雜。而柴胡桂枝湯綜合「柴胡類」方義及「桂枝類」方義，於陰陽、寒熱、氣血三方面標本兼施，補其虛而平其亢，調和氣機，樞機得運，從而維繫陰先升而後陽乃降，陽能降而後陰轉升的圓運動。臨床中運用該方，治療癌性疼痛收效良好，擴展了柴胡桂枝湯的應用範圍。

　　發熱是腫瘤患者常見的症狀，現代醫學認為癌性發熱主要由於腫瘤迅速生長而發生缺血、壞死、液化或腫瘤組織所釋放的大量炎性介質或毒性產物引起。西醫多用解熱鎮痛、激素藥物治療癌性發熱，但中晚期惡性腫瘤患者大多體質較差，長期大量應用此類藥物，常引起消化道反應、電解質失衡、合併感

染、菌群失調、骨質疏鬆等甚至導致消化道出血加重病情。而柴胡桂枝湯臨床應用治療發熱效果確切，近期研究顯示柴胡桂枝湯還有提高機體免疫力、抑制腫瘤生長的作用。《傷寒論》曰：「傷寒六七日，發熱，微惡寒，支節煩疼，微嘔，心下支結，外證未去者，柴胡桂枝湯主之。」柴胡桂枝湯由小柴胡湯、桂枝湯各半量合劑而成方可和解少陽，疏散邪熱，調和營衛。方中柴胡與黃芩配伍可解表裏之熱桂枝與芍藥合用意在祛風解肌調和營衛退熱止汗，黨參以補益正氣，安正禦邪，同時配伍半夏、生薑、炙甘草、大棗，以調中補虛。應用柴胡桂枝湯治療癌性發熱具有療程短、效果確切、不良反應少等優點值得臨床推廣應用。

（三）憂鬱症

◎案

楊某，女，78歲。2009年5月16日初診。患者訴近4個月來，自覺發熱，煩躁，心情不暢，食慾不振，食入後微欲嘔，全身痠痛不適，夜眠不安，早醒，舌暗紅，苔薄白，脈細弦。追問誘因，而知其4個月前與人爭執後發病。測評憂鬱量表（曾氏量表），得分46分，體溫正常，內科體檢未見陽性體徵。治以和解少陽、宣展樞機、調和營衛。方用柴胡桂枝湯加味。

處方：柴胡15g，黃芩10g，黨參10g，薑半夏10g，白芍15g，桂枝10g，陳皮10g，甘草6g，合歡花10g，酸棗仁30g，

大棗 10g，香附 10g，生薑 3 片。7 劑，每日 1 劑，水煎服，每日 2 次。

二診：服上藥 7 劑後，自覺發熱消失，煩躁改善，欲嘔症狀消失，仍偶有心情不暢，全身痠軟，夜眠改善，舌脈同前。曾氏量表測評 26 分，效不更法，上方略作調整，加生麥芽 10g、合歡皮 10g，再服 7 劑後，曾氏量表測評 11 分，諸症俱消，病情痊癒。

按本病初發以少陽樞機不利為主，但發病後，有營衛不和之象，故用柴胡桂枝湯治療，取其和解少陽，調和營衛之意。方中加陳皮、生麥芽有助疏理氣機，加合歡花、合歡皮以助解鬱蠲憂，酸棗仁安神解鬱助眠。諸藥同用而取效。現代研究發現，本方可縮短絕望模型中小鼠懸尾和強迫游泳不動時間，具有抗憂鬱作用，可能是透過增加血清素的含量而達到抗憂鬱作用的。

中篇　臨證新論

下篇
現代研究

　　本篇從兩個部分對柴胡桂枝湯的應用研究進行論述：第一章不僅從現代實驗室的角度對柴胡桂枝湯全方的作用機制進行探索；還從組成柴胡桂枝湯的主要藥物藥理作用進行研究分析，為讀者提供了充分的現代研究作用基礎。第二章為經方應用研究，對柴胡桂枝湯的理論基礎、證治特色、臨證應用進行總結性的整理，並且選取了代表性的名醫驗案，以便更好地應用經方。

下篇　現代研究

第一章

現代實驗研究

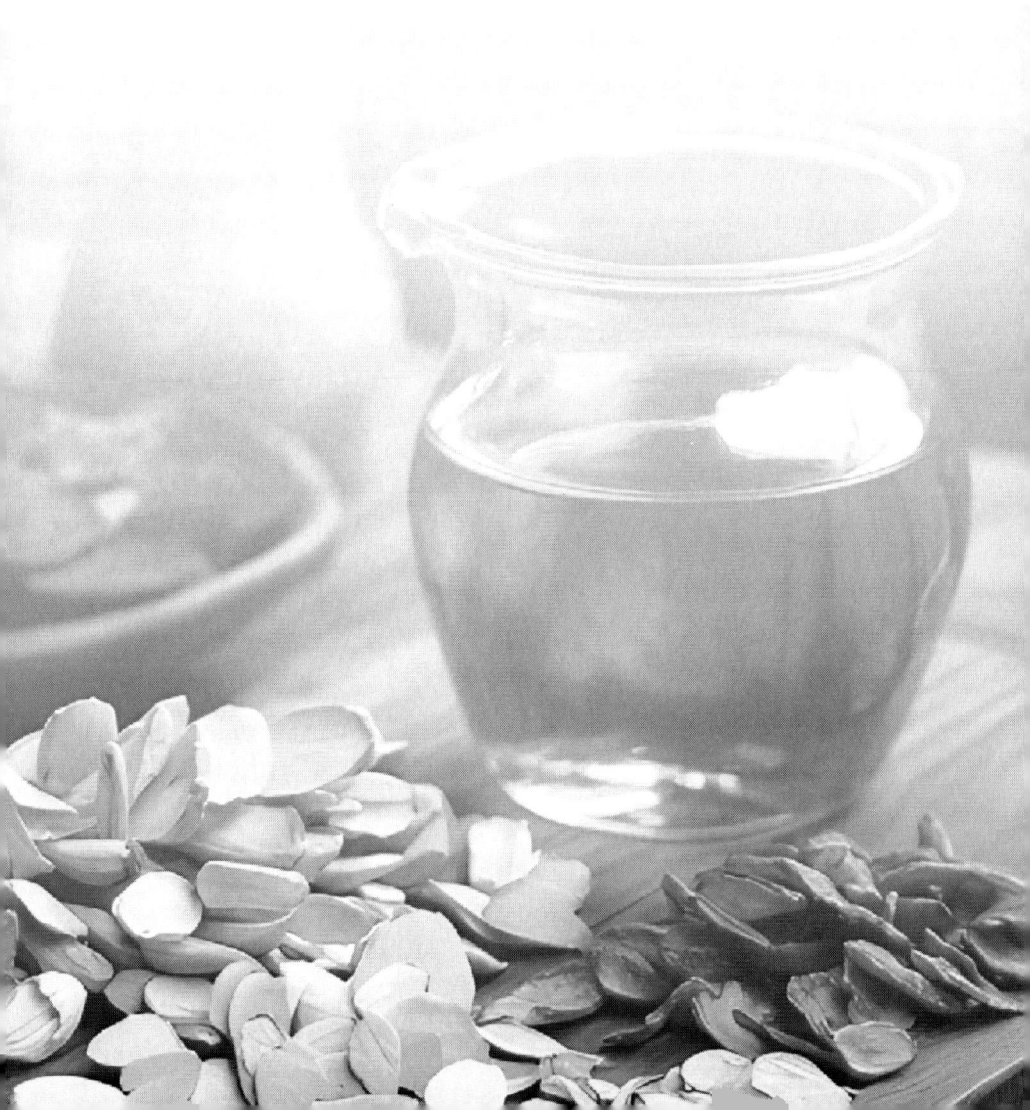

第一節　柴胡桂枝湯全方研究

（一）抗流感病毒作用

丁氏等採用 FMI 流感病毒感染的剛離乳小鼠建立流感病毒感染小鼠模型。透過觀察柴胡桂枝湯對 FMI 流感病毒感染的一般情況、死亡率、死亡保護率、肺指數、肺指數抑制率的影響，探討柴胡桂枝湯抗流感病毒的作用機制。結果：柴胡桂枝湯能提高 FMI 流感病毒感染小鼠的生活品質，提高流感病毒感染小鼠的生存率及降低肺指數。

（二）保護胃黏膜及癒合胃潰瘍作用

柴胡桂枝湯能夠增加再生胃黏膜、提高黏液指數、縮小黏膜肌層缺損寬度、提高胃黏膜 NO 含量，因此能提高潰瘍癒合品質。本方又能使大鼠潰瘍指數降低、促進泌酸腺再生，其機制可能與其促進潰瘍附近胃體黏膜以及再生黏膜表皮生長因子受體的表達有關，減少胃酸分泌。減輕胃酸對胃黏膜的損害作用，可能是其預防胃潰瘍發生的主要機制之一。

（三）抗衰老作用

柴胡桂枝湯能夠降低鼠腦勻漿中 MDA 含量，提高全血 GSH-Px 活力，提高腦勻漿上清液內 GSH-Px 和 SOD 活力，隨

第一章　現代實驗研究

劑量增加尤為明顯並有顯著改善記憶力作用。腦內 MDA 含量的減少與其透過清除體內過氧化有關，表示該方具有保護生物膜作用，對延緩小鼠 D- 半乳糖致衰方面有一定功效。小鼠腦腺指數增加亦隨柴胡桂枝湯劑量增加而增加，表示對免疫系統的功能可能亦有促進作用。

（四）抗胰腺炎作用

柴胡桂枝湯對大鼠胰腺腺泡細胞的穩定性有影響，該方的預防胰腺炎作用機制是對胰腺細胞有穩定作用。因此為了預防胰腺炎復發以及慢性胰腺炎急性加重，在臨床中可作為試用的治療方法。

（五）對腸道缺血－再灌注引起肝損傷的作用

血中內毒素在活化血小板及凝血系統的同時，產生炎性細胞因子，這些因子透過增強黏附因子的表達損傷肝內循環系統，並加重腸道缺血－再灌注所致的肝功能障礙。柴胡桂枝湯可抑制內毒素引起的肝血流量減少，並可能透過改善血流抑制肝內循環障礙及肝細胞損傷；透過抑制胃黏膜血流量的減少保護胃黏膜，抑制腸道因缺血－再灌注所致的腸道自身損傷，抑制內毒素的吸收，從而抑制肝內循環障礙。內毒素還降低肝臟的解毒功能，該方可改善肝臟處理內毒素的功能。顯示柴胡桂枝湯對腸道缺血－再灌注引起肝損傷有良好的防治作用。

（六）抗癌作用

本方合用 Cyclophosphamide 對接種 Lewis 肺癌小鼠的腫瘤有明顯的抑癌作用，延長存活期及吞噬指數提高和 NK 細胞活性增加，與單用 Cyclophosphamide 組比較有顯著性差異。病理檢查發現該方組腫瘤組織淋巴細胞含量豐富，主要分布在腫瘤組織邊緣。表示該方對宿主的免疫功能恢復，抑制腫瘤生長方面發揮著重要作用。本方能明顯降低 N-亞硝基嗎啉所致大鼠肝癌的發生率。組織學觀察，給予柴胡桂枝湯的兩組（癌前）細胞變性灶明顯減少。腫瘤病變中的非腫瘤部分肝組織的 BrdU 標記指數明顯減少，細胞凋亡指數明顯增加，其增加或減少與柴胡桂枝湯的給予量無關。顯示本方能抑制癌前病變的細胞變性灶的發生，因而認為柴胡桂枝湯對肝癌的抑制作用始於癌症的發生階段，作用機制與抑制肝細胞增殖活性、促進誘導細胞凋亡有關。

第二節　主要組成藥物的藥理研究

（一）柴胡

1. 解熱作用

早年證明，大劑量的柴胡煎劑（5g 生藥／kg）或醇浸膏（2.5g 生藥／kg）對人工發熱的家兔有解熱作用。對用傷寒混合

疫苗引起發熱之家兔，口服煎劑或浸劑（2g/kg），也有輕度的降溫作用。以後又有報導，柴胡煎劑的解熱作用並不明顯，而柴胡苷 200～800mg/kg 口服，對小鼠有肯定的降低正常體溫及解熱作用。

2. 鎮靜、鎮痛作用

柴胡苷口服，對小鼠有鎮靜作用（爬桿試驗），並能延長環己巴比妥的睡眠；它有良好的鎮痛作用和較強的止咳作用，但無抗驚厥作用，也不降低橫紋肌的張力，有人認為，柴胡苷可列入中樞抑制劑一類。

3. 抗炎作用

柴胡苷口服（600mg/kg）可顯著降低大鼠足踝的右旋糖酐、血清素性水腫。在大鼠的皮下肉芽囊腫（巴豆油及棉球法）試驗中，確定柴胡苷有抗滲出、抑制肉芽腫生長的作用。柴胡單用或配成複方均有效，其抑制肉芽腫生長的作用強於其抗滲出的作用；祛瘀活血方（當歸芍藥散、桃仁承氣湯、大黃牡丹皮湯等）則在作用強度方面與柴胡相反，故建議二者合用。柴胡苷能抑制組織胺、血清素所致的血管通透性的增高，輕度抑制肋膜滲出；而對角叉菜膠、乙酸性水腫則無效，對豚鼠的組織胺性休克及小鼠的過敏性休克亦無保護作用。

4. 抗病原體作用

曾有報導，北柴胡注射液對流行性感冒病毒有強烈的抑制作用；從此種注射液餾出的油狀未知成分對該病毒也有強烈抑

制作用。對結核桿菌的某一菌株據稱有效。有人曾推測北柴胡可阻止瘧原蟲的發育，但實驗研究，不能證實。

5. 對肝臟的影響

對因餵食黴米而發生肝功能障礙的小鼠，同時餵食北柴胡，則麩丙轉胺酶及天門冬胺酸胺基轉移酶升高，遠較不給柴胡之對照組為輕；柴胡苷之作用，似不及北柴胡粉。對傷寒疫苗引起的兔肝功能障礙（尿膽原呈陽性反應），口服北柴胡煎劑（0.5～1.0g 生藥／kg），有較顯著的改善作用；對乙醇引起的肝功能障礙亦有些效，但不如甘草；對有機磷引起的則效力很差，而對四氯化碳引起的無效。對注射新鮮雞蛋黃溶液引起的大鼠實驗性肝纖維化，亦無保護作用。同屬植物新疆柴胡及圓葉柴胡據稱有利膽作用。

6. 對心血管作用

北柴胡醇浸出液能使麻醉兔血壓輕度下降，對離體蛙心有抑制作用，Atropine 不能阻斷此種抑制，北柴胡注射液則雖用較大劑量對在位貓心、血壓皆無影響。柴胡苷對犬能引起短暫的降壓反應，心率減慢；對兔亦有降壓作用，並能抑制離體蛙心、離體豚鼠心房，收縮離體兔耳血管。

7. 其他作用

北柴胡煎劑或醇提取物，予兔口服，可升高血糖。煎劑有溶血作用（相當於 Merk 制純皂苷的 100 分之 1）。產地及採集時間不同皂苷含量及溶血強度也不同。柴胡苷對大鼠的壓力性潰

瘍有防止作用，能促進小鼠小腸的推進運動，增強乙醯膽鹼對離體豚鼠迴腸之收縮作用（不能增強組織胺的此種作用）。對離體兔腸亦有些興奮作用。粗苷有顯著的局部刺激作用。北柴胡注射劑對子宮無作用。柴胡的毒性很小，其乙醇浸膏對小鼠皮下注射，最小致死量為 1.1ml/10g（10％水溶液），柴胡苷對小鼠口服之半數致死量為 4.7g/kg，腹腔注射在 100mg/kg 以下。柴胡注射劑毒性極微，5ml/kg 靜脈注射對貓的血壓、呼吸、心臟無影響；0.2ml/20g 皮下注射，對小鼠無毒性。

此外，金黃柴胡的花、葉、莖浸劑對動物有利膽作用，對膽囊炎、膽管炎及肝炎亦有治療作用，它能提高膽汁中膽酸、膽紅質的含量，增大膽汁的膽固醇—膽鹽係數。

（二）黃芩

1. 抗細菌作用

黃芩煎劑 100％濃度，平板法試驗，對痢疾桿菌、傷寒桿菌、副傷寒桿菌、霍亂弧菌、大腸桿菌、變形桿菌、綠膿桿菌、葡萄球菌、溶血性鏈球菌（α，β）、肺炎雙球菌、白喉桿菌等有抑制作用。

2. 抗真菌作用

黃芩煎液，試管斜面法試驗 4％濃度抑制狗小芽孢菌及菫色毛癬菌，8％濃度抑制許蘭黃癬菌，10％濃度抑制許蘭黃癬菌蒙古變種，15％濃度抑制共心性毛癬菌及鐵鏽色毛癬菌。黃芩

水浸劑 1：3 濃度在試管內對堇色毛癬菌、同心性毛癬菌,許蘭黃癬菌、奧杜盎小芽孢癬菌、羊毛樣小芽孢癬菌、紅色表皮癬菌、星形奴卡菌等有不同程度抑菌作用。

3. 抗病毒作用

黃芩煎劑 25%～100% 濃度,體外試驗對 B 型肝炎病毒 DNA 複製有抑制作用。

4. 抗炎、抗變態反應

黃芩 70% 乙醇提取物 500mg/kg 灌胃,黃芩素、黃芩苷及漢黃芩素 100mg/kg 灌胃對大鼠佐劑性關節炎有抑制作用。黃芩水提物 100mg/kg,200mg/kg 灌胃,對大鼠被動皮膚過敏反應 (PCA) 有抑制作用,但對氯化苦引起的小鼠接觸皮炎 (耳腫脹) 無明顯影響。黃芩抑制被動皮膚過敏反應 (PCA) 的有效成分為黃芩苷及黃芩素。

5. 對中樞神經系統的作用

黃芩煎劑 4g/kg 腹腔注射,對小鼠防禦性條件反射可使陽性反射時延長,而對非條件反射及分化無影響,說明黃芩可加強皮層抑制過程。黃芩煎劑 2g/kg,對傷寒混合疫苗致熱家兔有解熱作用。但也有報導黃芩水煎劑或酒浸劑 5～9g／隻灌胃,或 2g／隻肌內注射,均不能證明黃芩對傷寒疫苗致熱家兔有解熱作用。

第一章　現代實驗研究

6. 對心血管的作用

黃芩醇提液 1g/kg 靜脈注射，可使麻醉犬血壓下降。黃芩煎劑 0.06g/kg 靜脈注射，對麻醉犬有明顯降壓作用。

7. 抗血小板聚集及抗凝

黃芩素、漢黃芩素、千層紙素 A、黃芩黃酮 II 及白楊素（chrysin）於濃度 1.0mm 時，均可抑制膠原誘導的大鼠血小板聚集，白楊素對 ADP 誘導的血小板聚集也有抑制作用，黃芩素及漢黃芩素對花生四烯酸誘導的血小板聚集也有抑制作用，黃芩素及黃芩苷對凝血酶誘導的纖維蛋白原轉化為纖維蛋白也抑制；黃芩素及黃芩苷 20mg/kg，50mg/kg 灌胃，對內毒素誘導的大鼠瀰漫性血管內凝血，可以防止血小板及纖維蛋白原含量的降低。

8. 降血脂作用

黃芩水浸液 10% 2ml／隻灌胃，連續給藥 7 週，可使膽固醇餵飼的家兔血清膽固醇含量下降。黃芩素、黃芩苷 100mg/kg 灌胃，可降低實驗性高血脂大鼠玉米油－膽固醇－膽酸餵飼血清游離脂肪酸、三酸甘油酯及肝三酸甘油酯的含量，黃芩黃酮 II 100mg/kg 灌胃，可降低血清總膽固醇及肝三酸甘油酯的含量，增加血清高密度脂蛋白－膽固醇（HDL-ch）的含量，漢黃芩素 100mg/kg 灌胃，可防止肝三酸甘油酯的沉積並增加血清 HDL-ch 的含量。黃芩素、黃芩苷 100mg/kg 灌胃，對乙醇引起的高血脂大鼠，可降低肝總膽固醇、游離膽固醇及三酸甘油酯含量，漢黃芩素能降低血清三酸甘油酯的水平，黃芩素能增加

血清 HDL-ch 含量。

9. 保肝、利膽、抗氧化

黃芩甲醇提取物 1,000mg/kg 腹腔注射，對異硫氰酸萘酯（ANIT）引起的大鼠肝損害有抑制作用，可抑制血清膽紅素的增加。黃芩醇提物 50mg/kg，100mg/kg，黃芩苷 50mg/kg，100mg/kg 灌胃，對家兔有利膽作用。漢黃芩素 104～106mol/L 濃度體外試驗，對大鼠肝微粒體脂質過氧化有抑制作用，使丙二醛（MDA）含量下降。

10. 抗癌作用

黃芩醚提物對小鼠白血病 L1210 細胞有細胞毒作用，半數有效量為 10.4mg/ml，黃芩黃酮 II 對小鼠 L1210 細胞的半數有效量為 1.5μg/ml，黃芩苷、黃芩素及漢黃芩素對 L1210 作用不顯著。

11. 其他作用

黃芩素 10mg/kg，20mg/kg 靜脈注射，對麻醉犬有利尿作用。黃芩煎劑 4g/kg 灌胃，對大鼠半乳糖性白內障有防治作用，可延緩白內障的形成。黃芩苷對大鼠晶體醛糖還原酶有抑制作用，其 LD50 為 1.81×10^3mg/ml。黃芩苷 150mg/kg 灌胃，對鏈黑黴素引起的糖尿病大鼠血糖水平無明顯下降，但紅血球山梨醇含量於治療後顯著降低，顯示在動物體內也有抑制醛糖酶的作用，有可能用於糖尿病性併發症的防治。黃芩苷、黃芩素及

漢黃芩素 50～125μg/ml 對小鼠肝唾液酸酶有抑制作用。黃芩苷 100mg/kg，葡萄糖醛酸 43mg/kg 皮下注射均可對抗士的寧引起的小鼠死亡，而苷元黃芩素無效，認為黃芩苷水解後的葡萄糖醛酸產生的解毒作用。黃芩對 PGs 的代謝有較廣泛的影響，水提物對 PGs 的生物合成有抑制作用。

（三）半夏

1. 鎮咳作用

生半夏、薑半夏、薑浸半夏和明礬半夏的煎劑，0.6～1g/kg 灌胃或靜脈注射，對貓碘液注入胸腔或電刺激喉上神經所致的咳嗽有明顯的鎮咳作用，且可維持 5 小時以上。0.6g/kg 的鎮咳作用接近於可待因 1mg/kg 的作用。

2. 抑制腺體分泌的作用

半夏製劑腹腔注射，對毛果芸香鹼引起的唾液分泌有顯著的抑制作用，亦有報導煎劑口服時，唾液分泌先增加，後減少。

3. 鎮吐和催吐作用

半夏加熱炮製或加明礬、薑汁炮製的各種製劑，對 Apomorphine、洋地黃、硫酸銅引起的嘔吐，都有一定的鎮吐作用。上述 3 種催吐劑的作用機制不同，而半夏都可顯示鎮吐作用，推測其鎮吐作用機制是對嘔吐中樞的抑制。

4. 抗生育作用

結晶半夏蛋白經 6M 鹽酸胍變性後，用分步透析法（即用緩衝液等體積遞減稀釋變性劑），最終恢復半夏蛋白在生理鹽水中平衡，去除變性劑後可以重新天然化，並恢復其原有活力。不同逆轉條件的恢復半夏蛋白，對小鼠抗早孕的抑孕率在 69%～88%，僅一種逆轉條件為 5～8℃者，抑孕率僅 36%。利用辣根過氧化物酶標記定位術顯示子宮內膜、腺管上皮細胞以及胚胎外胚盤錐體上某些部分細胞團和半夏蛋白有專一性的結合。這些部位很可能就是外源蛋白質——半夏蛋白的抗孕作用部位。如直接將半夏蛋白注入小鼠子宮腔內也顯示有抗早孕作用。如果上述結合部位確實是半夏蛋白影響小鼠已著床的子宮內膜和胚胎，產生抗早孕作用，則上述部位也可能產生著床辨識的作用，因為半夏蛋白不僅能終止小鼠早期妊娠，還有制止兔胚泡著床的效應。半夏蛋白還有很強的抗兔胚泡著床作用，子宮內注射 500μg，抗著床率達 100%。經半夏蛋白作用後的子宮內膜能使被移植的正常胚泡不著床。在子宮內經半夏蛋白孵育的胚泡移植到同步的假孕子宮，著床率隨孵育時間延長而降低。

5. 對胰蛋白酶的抑制作用

半夏胰蛋白酶抑制劑只抑制胰蛋白酶對醯胺、酯、血紅素和酪蛋白的水解，不能抑制胰凝乳蛋白酶、舒緩激肽釋放酶、枯草桿菌蛋白酶和木瓜蛋白酶對各自底物的水解。抑制劑對豬

第一章　現代實驗研究

胰蛋白酶水解醯胺、酯、血紅素和酪蛋白的重量抑制比值分別為 1：0.71、1：0.88、1：0.71 和 1：0.71。從化學分子大小的範圍看，半夏胰蛋白酶抑制劑應屬大分子抑制劑。

6. 炮製品的藥理作用

　　清半夏水煎液200%濃度 26.5ml/kg 預防給藥時，對氯化鋇誘發的大鼠心室性心律失常有明顯的對抗作用（$P < 0.05$）。小鼠腹腔注射 60g/kg 對自發活動有明顯的影響（$P < 0.05$）。腹腔注射 15g/kg 或 30g/kg 可顯著增加戊巴比妥鈉閾下催眠劑量的睡眠率（$P < 0.05$），並有延長戊巴比妥鈉睡眠時間的趨勢，但無統計學意義。大劑量對電驚厥有輕微的對抗趨勢。30ml/kg 劑量灌胃，可明顯抑制（$P < 0.05$）硝酸毛果芸香鹼 5mg/kg 對唾液的分泌作用。

7. 其他作用

　　(1) 降壓作用：半夏浸膏對離體蛙心和兔心呈抑制作用。靜脈注射對犬、貓和兔有短暫降壓作用，具有快速耐受性。煎劑灌胃時小鼠腎上腺皮質功能有輕度刺激作用。若持續給藥，能引起功能抑制。

　　(2) 凝血作用：半夏蛋白也是一種植物凝集素，它與兔紅血球有專一的血凝活力，濃度低至每 2μg/ml 仍有凝集作用。除兔紅血球外，對羊、犬、貓、豚鼠、大鼠、小鼠和鴿的紅血球亦有凝集作用。但不凝集人、猴、豬和雞、鴨、鵝、龜、蟾蜍、鱔的紅血球。半夏蛋白是目前已知的唯一只與甘露糖而不與葡

萄糖結合的一種具有凝集素作用的蛋白質。除紅血球外半夏蛋白亦凝集其他細胞，對小鼠脾細胞、人肝癌細胞（QGY7703-3和7402）、艾氏腹水癌和腹水型肝癌細胞均能被半夏蛋白凝集，但它不凝集大鼠附睪和豬大網膜脂肪細胞，雖然它能和這兩種細胞結合。顯示半夏蛋白的細胞凝集作用不僅具有動物種屬專一性並存在細胞類別專一性。

（3）促細胞分裂作用：半夏蛋白的促細胞分裂作用亦有動物種屬專一性，它促使兔外周血淋巴細胞轉化，但不促使人外周血淋巴細胞分裂。

（四）人參

1. 人參對中樞神經系統具有興奮作用

而大量時反而有抑制作用。能加強動物高級神經活動的興奮和抑制過程。並能增強機體對一切非特異性刺激的適應能力，能減少疲勞感（人參的根、莖、葉均能延長小白鼠游泳的持續時間）。

2. 人參對心肌及血管有直接作用

一般在小劑量時興奮，大劑量時抑制。10％人參浸液 1ml/kg 對貓（或兔）灌胃，對心肌無力有一定的改善作用。復溫期間有相當程度的恢復。亦有抗過敏性休克及強心的作用。人參對大鼠心肌細胞膜腺苷三磷酸酶活性有抑制作用。

3. 加強機體對有害因素的抵抗力

人參能加強機體對有害因素的抵抗力從以下幾個方面表現：

①能使感染瘧原蟲的雞免於急性死亡，且雞的體重還逐漸增加。②能抑制實驗動物由於注射牛奶或疫苗所引起的發熱反應。③能增強人體適應氣溫變化的能力。④犬在大量失血或窒息而處於垂危狀態時，立即注射人參製劑，可使降至很低水平的血壓穩固回升。⑤能延長受錐蟲感染的小鼠的存活時間。⑥能抑制注射松節油或由於兔耳殼凍傷而引起的全身炎症反應。⑦促進某些實驗性損傷的癒合。⑧有抗維生素 B1、維生素 B2 缺乏症的作用。⑨能加速家兔實驗性角膜潰瘍的癒合作用。⑩能減弱某些毒物（苯、四乙鉛、三甲酚磷酸等）對機體的作用。

4. 對因腎上腺素引起的高血糖動物有降低血糖的作用

對糖尿病患者除能自覺改善症狀外，還有輕微的降血糖作用，並與胰島素有協同作用。

5. 刺激造血器官，有改善貧血的作用

（五）生薑

1. 對消化系統的作用

對裝有隔離小胃及食道瘻的犬，用 50％煎劑置於口腔中，可對胃酸及胃液的分泌呈雙相作用，最初數小時內為抑制，後則繼以較長時間的興奮。向胃內灌注 25％煎劑 200ml，則呈興奮作用。隔離小胃犬試服生薑 0.1～1.0g，胃液分泌增加並

刺激游離鹽酸分泌，但胃蛋白酶對蛋白的消化作用卻降低，脂肪酶的作用增強。浸膏能抑制硫酸銅引起的犬的嘔吐，服薑汁10%～50% 30ml 也有效，但 5% 30ml 則無效。從生薑中分離出來的薑油酮及薑烯酮的混合物亦有止吐效果，最小有效量為 3mg，對 Apomorphine 引起的犬嘔吐及洋地黃引起的鴿嘔吐均無效。家兔經消化道給予薑油酮可使腸道鬆弛，蠕動減退。生薑是祛風劑的一種，對消化道有輕度刺激作用，可使腸張力、節律及蠕動增加，有時繼之以降低，可用於因脹氣或其他原因引起的腸絞痛。

2. 對循環和呼吸的作用

正常人口嚼生薑 1g（不嚥下），可使收縮壓平均升高 11.2mmHg，舒張壓上升 14mmHg，對脈率則無顯著影響。乙醇提取液對麻醉貓血管運動中樞及呼吸中樞有興奮作用，對心臟也有直接興奮作用。

3. 抗菌及抗原蟲作用

體外試驗水浸劑對堇色毛癬菌有抑制作用，對陰道滴蟲有殺滅作用。

4. 其他作用

蛙皮下注射、家兔靜脈注射大量薑油酮，能引起中樞運動麻痺，對兔有時血壓可下降。

（六）甘草

1. 對消化系統的作用

（1）抗潰瘍作用：甘草的主成分甘草酸對由組織胺及幽門結紮所形成的大鼠實驗性潰瘍亦有明顯的保護作用。

（2）對胃酸分泌的影響：甘草流浸膏灌胃能直接吸附胃酸，對正常犬及實驗性潰瘍大鼠都能降低胃酸。異黃酮類（FM100）十二指腸內給藥對急慢性萎縮性胃炎及幽門結紮的大鼠，能抑制基礎的胃液分泌量，與芍藥花苷合用顯協同作用。FM100對蛋白腖、組織胺及甲醯膽鹼引起的胃液分泌有顯著抑制作用。

（3）對胃腸平滑肌的解痙作用：臨床上使用甘草所含黃酮苷類對兔、豚鼠的離體腸管呈抑制作用，使收縮次數減少，緊張度降低，並對氯化鋇、組織胺所引起的離體腸平滑肌痙攣有解痙作用，但甘草酸、甘草次酸對平滑肌則無抑制作用。此外，甘草酸銨和甘草次酸口服吸收亦不佳。甘草煎液、甘草流浸膏、FM100、甘草素、異甘草素等，也對離體腸道有明顯的抑制作用。若腸道處於痙攣狀態時，則有明顯的解痙作用。

（4）分別從甘草及光果甘草中提得7個同樣的黃酮苷及苷元，經實驗證明都具有解痙和抗潰瘍病的作用。以除去甘草酸的甘草製劑或提取其黃酮類等化合物用於臨床，可能有利於提高療效和減少不良反應。從光果甘草的甲醇提取物中分值得重視。

(5) 保肝作用：甘草流浸膏（0.2ml/10g）預先對小鼠灌胃能降低撲熱息痛（AAP，對乙醯胺酚）（200mg/kg，腹腔注射）中毒小鼠的致死率，並對撲熱息痛所致小鼠肝損害有明顯保護作用。

(6) 對膽汁分泌的影響：甘草酸能增加輸膽管瘻兔的膽汁分泌，甘草酸 5mg/kg 能顯著增加兔的膽汁分泌，對兔結紮膽管後膽紅素升高有抑制作用。

(7) 甘草浸膏、粉劑治療潰瘍病的臨床療效肯定，其有效成分不單是甘草酸所致的水腫、血壓升高等不良反應而受到限制。

2. 對心血管系統的影響

(1) 抗心律失常作用：炙甘草提取液（1ml 含中藥 1g），家兔用烏頭鹼誘發心律失常出現在 2 分後按 1g/kg 靜脈注射，對照組給等量生理鹽水。結果表示對異位節律和室性節律均顯示非常顯著性差異。表示炙甘草有明顯的抗烏頭鹼誘發的心律失常作用。炙甘草煎劑灌流蟾蜍離體心臟，可使心臟收縮幅度明顯增加。甘草酸對離體蟾蜍心臟有興奮作用，此作用與乙醯膽鹼及毒扁豆鹼等具有明顯的對抗作用，與腎上腺素具明顯的協同作用。

(2) 降脂作用和抗動脈粥狀硬化作用：甘草酸對兔實驗性高膽固醇症及膽固醇升高的高血壓患者均有一定的降低血中膽固醇的作用。甘草酸每天 10mg/kg 肌內注射，連續 5 天，對實驗性家兔高脂血症有明顯的降脂作用。

3. 對呼吸系統的作用

甘草浸膏和甘草合劑口服後能覆蓋發炎的咽部黏膜，緩和炎症對它的刺激，從而發揮鎮咳作用。甘草次酸有明顯的中樞性鎮咳作用，甘草次酸的氫琥珀酸雙膽鹽口服，其鎮咳作用與可待因相似。甘草次酸膽鹼 501mg/kg 能抑制豚鼠吸入氨水所致的 80%的咳嗽發作，效力與可待因 1mg/kg 皮下注射無差異。大劑量的甘草次酸（1,250mg/kg）可使小鼠呼吸抑制；甘草次酸對血清素等物質引起的支氣管痙攣，有較弱的保護作用。對電刺激貓喉上神經所致的咳嗽也有明顯的鎮咳作用。在與甘草相同劑量水平時，皮質醇也顯示鎮咳作用，但劑量反應曲線與甘草不同，並且對刺激貓喉上神經引起的咳嗽無效，因此認為甘草鎮咳作用與抗炎無關而是透過中樞產生的。甘草還能促進咽喉及支氣管的分泌，使痰容易咯出，呈現祛痰鎮咳作用。

4. 對中樞神經系統的影響

（1）抗炎作用：甘草具有保泰松或皮質醇樣的抗炎作用，其抗炎成分為甘草酸和甘草次酸。甘草次酸對大鼠的棉球肉芽腫，甲醛性腳腫皮下肉芽腫性炎症等均有抑制作用，其抗炎效價約為可的松或皮質醇的 10 分之 1。對大鼠角叉菜膠性腳腫和抗炎效價，以皮質醇為 1，則甘草酸、甘草次酸分別為 0.14 和 0.03。甘草酸有抑制肉芽形成的作用，對延遲型過敏症的典型結核菌素反應有抑制效果。甘草酸和甘草次酸，對炎症反應的Ⅰ、Ⅱ、Ⅲ期都有抑制作用。小鼠靜脈注射甘草酸 25mg/kg、

50mg/kg，明顯抑制天花粉引起的被動皮膚過敏反應。甘草黃鹼酮有抑制小鼠角叉菜膠浮腫和抑制敏感細胞釋放化學傳遞物質作用。甘草抗炎作用可能與抑制微血管的通透性有關，或與腎上腺皮質有關，也有認為，甘草影響了細胞內生物氧化過程，降低了細胞對刺激的反應性從而產生了抗炎作用。

（2）鎮靜作用：甘草次酸 1,250mg/kg，對小鼠中樞神經系統呈現抑制作用，可引起鎮靜，催眠，體溫降低和呼吸抑制等。

（3）解熱作用：甘草次酸和甘草酸分別對發熱的大鼠與小鼠、家兔具有解熱作用。甘草次酸 40mg/kg 腹腔注射，對發熱大鼠有退熱作用，相當於水楊酸鈉 600mg/kg 的效果；對體溫正常的大鼠則無降溫作用。

（4）從光果甘草提取出的有效物質 FM100 具有鎮痛、解痙的作用，芍藥苷也具有鎮靜、解痙作用，兩者合用有明顯的協同作用，說明芍藥甘草湯組成的合理性。

5. 腎上腺皮質激素樣作用

（1）鹽皮質激素樣作用：甘草浸膏、甘草酸及甘草次酸對健康人及多種動物都有促進鈉、水瀦留的作用，這與鹽皮質激素去氧皮質酮的作用相似，長期應用可致水腫及血壓升高，但亦可利用此作用治療輕度的艾迪森氏病。

（2）糖皮質激素樣作用：小劑量甘草酸（每隻 100μg），甘草次酸等能使大鼠胸腺萎縮及腎上腺重量增加（與給予促腎上腺

皮質激素相似），另外還有抗黃疸作用及免疫抑制作用等糖皮質激素可的松樣作用。而在用大劑量時則糖皮質激素樣作用不明顯，只呈現鹽皮質激素樣作用，這可能與其作用機制有關。

6. 對泌尿、生殖系統的影響

甘草酸及其鈉鹽，靜脈注射增強茶鹼的利尿作用，對乙酸鉀則無影響。能抑制家兔實驗性膀胱結石的形成。能抑制雌激素對成年動物子宮的增長作用，切除腎上腺或卵巢後仍有同樣作用。甘草酸對大鼠具有抗利尿作用，伴隨著鈉排出量減少，鉀排出量也輕度減少。對切除腎上腺的大鼠，甘草酸仍能使鈉和鉀的排出減少，說明此作用透過腎上腺皮質激素來實現的。甘草次酸及其鹽類也有明顯的抗利尿作用。

7. 對免疫功能的影響

（1）抗過敏作用：從甘草中提取的一種複合體（Lx），含有蛋白質、核酸、多糖及甘草酸。豚鼠經靜脈注射青黴噻唑（BPO）和人血白蛋白（HAS）攻擊後，均立即出現過敏休克症狀，5 分內死亡，休克發生率和死亡率均為 100%。豚鼠經給予 Lx，然後進行抗原攻擊，Lx 小劑量組的過敏反應率為 25%；大劑量組為 21%，且無死亡發生，表示 Lx 對豚鼠過敏性休克具有明顯的保護作用，且隨劑量增大保護作用增強。

（2）對非特異性免疫功能的影響：小鼠給予甘草酸 75mg/kg 腹腔注射，每日 1 次，共 4 天，末次給藥後，給予印度墨汁，取血檢查廓清指數 K 值。結果甘草酸組的 K 值為 0.048 ± 0.020，

對照組為 0.029±0.015，相比較有顯著差異（P ＜ 0.01），表示甘草酸能顯著提高小鼠對靜脈注射碳粒的廓清指數，提示它能增強網狀內皮系統的活性。生甘草與蜜炙甘草亦有同樣的作用。

（3）對特異性免疫功能的影響：採用體外抗體產生系統研究了甘草酸對多株抗體產生的影響。結果表示一定濃度的甘草酸能使抗體產生顯著增加，對機體免疫功能具有重要調節作用。

8. 抗病毒作用

（1）抗愛滋病病毒的作用：甘草皂苷能夠破壞試管的愛滋病病毒細胞（HIV），0.5mg/ml 的甘草皂苷對愛滋病病毒的增殖抑制 98％以上，50％空斑形成抑制值為 0.125mg/ml。由於甘草皂苷不能抑制愛滋病病毒的反轉錄酶，顯示它是透過恢復 T 輔助細胞而發揮作用。近來報導西北甘草中的新多酚類在低濃度時與甘草酸相比，顯示出對愛滋病病毒細胞的增殖抑制效果。

（2）抗其他病毒的作用：甘草多糖具有明顯的抗水皰性口炎病毒、腺病毒 3 型、單純皰疹病毒 1 型、牛痘病毒等活性，能顯著抑制細胞病變的發生，使組織培養的細胞得到保護。甘草酸對單純性皰疹病毒，甘草酸對試管內水痘－帶狀皰疹病毒均有抑制作用。甘草次酸似乎對單純性皰疹病毒具有特異的作用。甘草酸對屬於皰疹病毒群的水痘－帶狀皰疹病毒（VZV）感染的人胎兒成纖維抑制濃度為 0.55mg/ml。這個濃度對成纖維細胞完全沒有毒性。在體外 2mg/ml 甘草酸可使 99％以上水痘－

帶狀皰疹病毒失活，且其濃度低至 0.08mg/ml 時也可使少量的水痘－帶狀皰疹病毒失活。

9. 抗菌作用

甘草的醇提取物及甘草次酸鈉在體外對金黃色葡萄球菌、結核桿菌、大腸桿菌、阿米巴原蟲及滴蟲均有抑制作用，但在有血漿存在的情況下，其抑菌和殺阿米巴原蟲的作用有所減弱；甘草次酸鈉在體外對滴蟲的最低有效濃度為 30～60μg/ml。

10. 解毒作用

甘草浸膏及甘草酸對某些藥物中毒、食物中毒、體內代謝產物中毒都有一定的解毒能力，解毒作用的有效成分為甘草酸，解毒機制為甘草酸對毒物有吸附作用，甘草酸水解產生的葡萄糖醛酸能與毒物結合，以及甘草酸有腎上腺皮質激素樣作用增強肝臟的解毒能力等多方面因素綜合作用的結果。

11. 抗腫瘤作用

甘草酸對大鼠腹水肝癌及小鼠艾氏腹水癌（EAC）細胞能產生形態學上的變化，還能抑制皮下移植的吉田肉瘤，其單銨鹽對小鼠艾氏腹水癌及肉瘤均有抑制作用，口服也有效。甘草次酸對大鼠的移植 Oberling Guerin 骨髓瘤有抑制作用，其鈉鹽在最大耐受劑量時對小鼠艾氏腹水癌及肉瘤 -45 細胞的生長有輕微的抑制作用。

（七）白芍

1. 中樞抑制作用

白芍有明顯鎮痛作用，芍藥水煎劑 0.4g（生藥）/10g 灌胃能顯著抑制小鼠乙酸扭體反應。白芍總苷 5～40mg/kg，肌內注射或腹腔注射，呈劑量依賴性地抑制小鼠扭體、嘶叫和熱板反應，並在 50～125mg/kg 腹腔注射時抑制大鼠熱板反應。小鼠扭體法的 ED50 為 27mg/kg，熱板法的 ED50 為 21mg/kg。作用高峰在給藥後的 0.5～1 小時。此外尚可分別加強嗎啡、Clonidine 抑制小鼠扭體反應的作用。總苷的鎮痛作用可能有大腦皮層參與，但不受納洛酮的影響。白芍有鎮靜作用，1g/kg 腹腔注射能抑制小鼠自發活動，增強環己巴比妥鈉的催眠作用，芍藥注射液皮下注射也能延長戊巴比妥鈉的催眠時間。

2. 解痙作用

芍藥或芍藥苷對平滑肌有抑制或解痙作用，能抑制豚鼠離體小腸的自發性收縮，使其張力降低，並能對抗氯化鋇引起的豚鼠和兔離體小腸的收縮，對乙醯膽鹼所致離體小腸收縮無明顯影響，但加用甘草後有顯著抑制作用。白芍的水煎醇沉液 2g（生藥）/kg 靜脈注射對胃腸生物電有明顯抑制作用，使麻醉貓的胃電和腸電慢波幅度減小，週期延長。平滑肌解痙作用機制可能是直接作用或抑制副交感神經末梢釋放乙醯膽鹼。也有報導白芍煎劑使離體兔腸自發性收縮的振幅加大，並有劑量相關

性。此外，芍藥或芍藥苷對支氣管和子宮平滑肌也有一定抑制作用，並能對抗催產素所致子宮收縮。芍藥提取物對小鼠離體子宮低濃度興奮，高濃度抑制。

3. 抗炎、抗潰瘍作用

芍藥或芍藥苷有較弱的抗炎作用，對酵母性、角叉菜膠性和右旋糖酐性足蹠腫脹有不同程度抑制作用，與甘草成分FM100合用有協同作用，對腹腔微血管通透性也有較弱抑制作用。白芍提取物對大鼠蛋清性急性炎症和棉球肉芽腫均有抑制作用。白芍總苷 50mg/kg，每日 1 次，連續 11 日，對大鼠實驗性佐劑性關節炎有明顯抑制作用。芍藥中所含牡丹酚、苯甲醯芍藥苷及氧化芍藥苷也有抗炎作用。芍藥苷對大鼠壓力性潰瘍有預防作用，在幽門結紮大鼠與 FM100 合用在抑制胃液分泌方面有協同作用，但芍藥提取液使胃液酸度輕度上升。

4. 對機體免疫功能的影響

白芍在體內和體外均能促進巨噬細胞的吞噬功能。白芍煎劑 0.4g／隻灌胃，每日 1 次，連續 5 日，使小鼠腹腔巨噬細胞的吞噬百分率和吞噬指數均有顯著提高。1.2g／隻，每日 1 次，連續 8 日，可使免疫抑制劑 Cyclophosphamide 所致小鼠外周血酸性。α-乙酸萘酯酶（ANAE）陽性淋巴細胞的降低恢復正常，並使溶血素生成顯著增加。

實驗顯示白芍對細胞免疫和體液免疫均有增強作用。

5. 對心血管系統的影響和耐缺氧作用

白芍和芍藥苷有擴張血管，增加器官血流量的作用。芍藥煎劑能擴張蟾蜍內臟和離體兔耳血管。白芍注射液 2g（生藥）/kg 靜脈注射立即使麻醉貓內臟血流量大幅度增加，並對心臟活動略有加強。芍藥苷能擴張犬冠狀血管和肢體血管，對豚鼠有劑量相關性降血壓作用。

6. 對血液系統的影響

芍藥提取物 5mg/kg 和 25mg/kg 腹腔注射，使大鼠血清尿素氮（BUN）顯著降低，其有效成分 1,2,3,4,6- 五沒食子醯基葡萄糖 1mg／隻、2.5mg／隻或 5mg／隻就有顯著作用。白芍提取物凝聚素（agglutinins）能改善急性失血所致家兔貧血，醋酸潑尼松龍可拮抗此作用。芍藥苷在體外或靜脈注射，對 ADP 誘導的大鼠血小板聚集有抑制作用，苯甲醯芍藥苷也有抑制血小板聚集的作用。

7. 抗菌作用

白芍的抗菌作用較強，抗菌譜較廣。在試管內對金黃色葡萄球菌、溶血性鏈球菌、草綠色鏈球菌、肺炎鏈球菌、傷寒桿菌、乙型副傷寒桿菌、痢疾桿菌、大腸桿菌、綠膿桿菌、變形桿菌、百日咳桿菕、霍亂弧菌等有不同程度的抑制作用。白芍在體外對堇色毛癬菌、同心性毛癬菌、許蘭黃癬菌、奧杜盎小芽孢癬菌、鐵鏽色小芽孢癬菌、羊毛狀小芽孢癬菌、腹股溝表皮癬菌、紅色表皮癬菌和星形奴卡菌等皮膚真菌也有不同程度

的抑制作用。此外，芍藥煎劑1：40在試管內對京科68-1病毒和皰疹病毒有抑制作用。

8. 保肝和解毒作用

白芍提取物對D-半乳糖胺和黃麴黴毒素B1所致大鼠肝損傷與ALT升高，對後者所致乳酸脫氫酶（SLDH）及其同工酶的總活性升高，均有明顯抑制作用。用鴨雛黃麴黴毒素B1解毒試驗顯示，白芍提取物在一定時限內有破壞黃麴黴毒素的作用。白芍乙醇提取液在體外對黃麴黴毒素B1有一定降解作用。白芍提取物250mg/kg灌胃，對小鼠T-2毒素中毒有明顯解毒作用。

9. 抗誘變與抗腫瘤作用

白芍提取物能干擾S9混合液的酶活性，並能使苯駢芘（BaP）的代謝物失活而抑制BaP的誘變作用。沒食子酸（GA）和五沒食子醯基葡萄糖（PGG）能使BaP的代謝物失活，PGG能抑制S9混合液的酶活性。以小鼠P-388白血病細胞實驗顯示白芍提取物能增強絲裂黴素C的抗腫瘤作用，此外尚能抑制絲裂黴素C所致的白血球減少。

10. 其他作用

白芍成分芍藥苷元酮0.04%對小鼠膈神經膈肌的神經肌肉接頭有去極化型抑制作用。芍藥在體外對大鼠眼球晶體的醛糖還原酶（RLAR）活性有抑制作用。芍藥治療糖尿病性神經病可能與其對外周神經的RLAR抑制作用有關。白芍提取物對腦啡肽受體、α-腎上腺素受體，血管緊張素Ⅱ受體，β-羥基-β-甲基

戊二酸輔酶 A、補體系統、膽囊收縮素和嘌呤系統轉化酶等有不同程度的抑制作用。芍藥提取物 25mg/ml 對化合物 48/80 誘導的肥大細胞組織胺釋放有明顯抑制作用。

（八）桂枝

1. 抗菌作用

桂枝醇提物在體外能抑制大腸桿菌、枯草桿菌及金黃色葡萄球菌，有效濃度為 25mg/ml 或以下；對白色葡萄球菌、志賀痢疾桿菌、傷寒和副傷寒甲桿菌、肺炎球菌、產氣桿菌、變形桿菌、炭疽桿菌、腸炎沙門菌、霍亂弧菌等亦有抑制作用（平板挖洞法）。

2. 抗病毒作用

用人胚腎原代單層上皮細胞組織培養，桂枝煎劑（1：20）對流感亞洲甲型京科 68-1 株和孤兒病毒（ECHO11）有抑制作用。在雞胚上，對流感病毒有抑制作用，以 70％醇浸劑作用較好。

3. 利尿作用

用含桂枝的五苓散 0.25g/kg 對麻醉犬靜脈注射，可使犬尿量明顯增加，單用桂枝靜脈注射（0.029g/kg）利尿作用比其他四藥單用顯著，故認為桂枝是五苓散中主要利尿成分之一，其作用方式可能似汞撒利。

第二章

經方應用研究

　　柴胡桂枝湯原係漢代張仲景為治太少同病所擬，《傷寒論》原文第146條謂：「傷寒六七日，發熱，微惡寒，支節煩疼，微嘔，心下支結，外證未去者，柴胡桂枝湯主之。」發熱、微惡寒、支節煩疼是太陽證未罷，微嘔、心下支結是少陽病症，證屬太陽少陽同病。文中疊用了兩個「微」字，說明表證雖不去而已輕，裏證雖已見而未甚。故取桂枝之半，以散太陽未盡之邪；取柴胡之半，以解少陽微結之證，冠名柴胡桂枝湯。

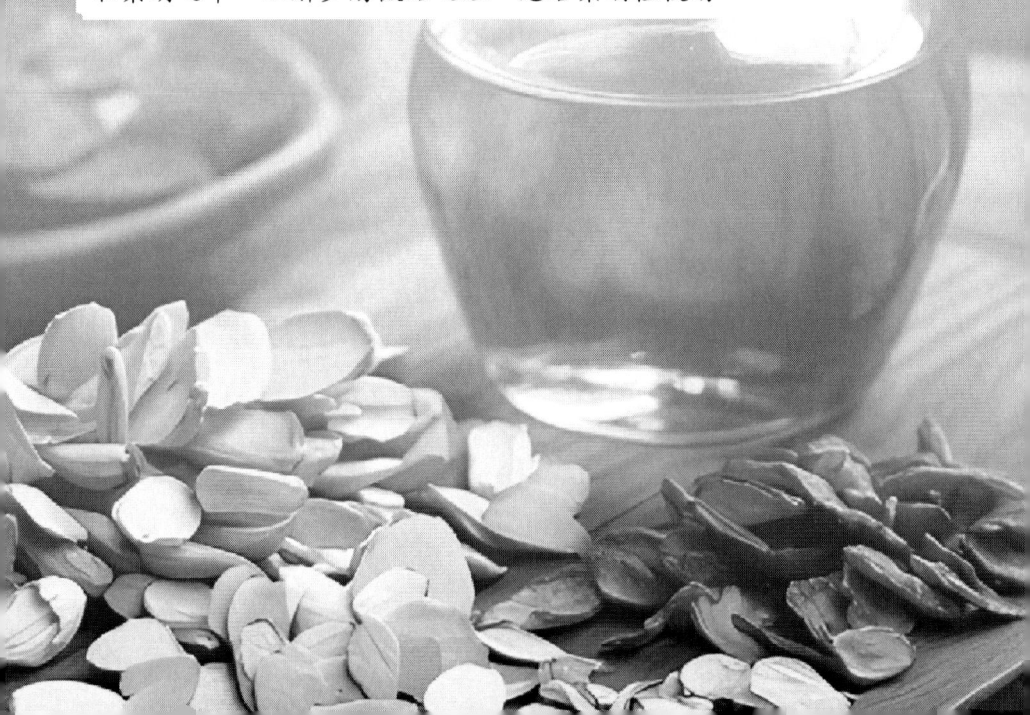

第一節　理論闡微

柴胡桂枝湯證病主要致病因素為氣鬱和風寒，並常含正氣不足之潛在病因。由於正氣不足，包括脾虛、營衛虛弱、氣陰不足、氣血虛弱，外邪因入，經氣鬱滯，少陽樞機不利。氣機的鬱滯又可致相火疏泄不暢，鬱熱內生；三焦水道不通，致使涇濁、痰飲停滯；氣血運行不暢，瘀血內停；故病症常夾熱、挾涇、挾瘀。另寒為陰邪，其性凝痹，亦可使氣機鬱滯，故常為其誘因。其病機整體而言，外感類主要為體虛外感，太少經氣不利；內傷病變主要為臟腑氣機不和，牽涉肝脾的病變，以肝鬱氣滯、氣血不和、肝鬱脾虛為主。病位可涉及全身各個臟器及太陽、少陽經循行部位。由於柴胡桂枝湯證病涉太少兩經，太陽主表，少陽主樞，又氣鬱為患，牽涉臟腑較多，致其症狀亦變化多端，可概括為以下數個方面。

◆ 主症：包括少陽病八大主症（往來寒熱、胸脅苦滿、嘿嘿不欲飲食、心煩喜嘔、口苦、咽乾、目眩、脈弦）及外感風寒的症狀（發熱惡寒、汗多、頭身疼痛）。

◆ 太陽少陽經循行部位的症狀：頭、項、肩背、腰、肢體側面、關節等部位出現的不適。

◆ 相關臟腑病變：多為肝氣鬱滯（脅痛、胃痛、心煩、易怒等）及脾陽虛弱（納差、乏力、舌質淡、面色白等）的症候。

第二章　經方應用研究

◆ 氣血不和的病變：包括氣鬱而兼血脈痺阻不通（腹脹、脅痛如刺、面色黧黑、脈沉弦、舌質紫暗）和氣血陰陽失調的精神、神志異常（癲癇、憂鬱）。

在臨床應用中，歷代醫家既遵《傷寒論》第 146 條之宗旨，又有一定的發揮如王燾在《外臺祕要‧第七卷‧寒疝腹痛門》中用以治「心腹卒中痛者」。王叔和的《脈經‧卷七‧病發汗以後證》言「發汗多亡陽，譫語者，不可下，與柴胡桂枝湯和其榮衛，以通津液，後自癒」。王肯堂在《證治準繩》中用以治瘧疾「身熱多汗」。《傷寒明理論》用以治「陽明病，脈浮緊，潮熱盜汗」。《類聚方廣義》用以「治疝家，腰腹拘急，痛連胸脅，寒熱休作，心下痞硬而嘔者」等。近現代的醫家對柴胡桂枝湯的應用更是不僅僅局限於外感，而擴大到內外婦兒、疑難雜症各科。某大學教授就曾在〈論擴大《傷寒論》方臨床運用途徑〉一文中提出在運用時要「突出主證，參以病機」、「謹守病機，不拘症候」、「根據部位，參以病機」、「遵古酌今，靈活變通」，從而廣泛運用於臨床。

其現代應用大體可分為 5 類：①以發熱惡寒、胸脅苦滿、口乾口苦為審證要點的虛人外感、內外傷發熱、反覆呼吸道感染等。②以肝膽氣鬱，脾陽不足為辨證要點的消化系統疾病，如急／慢性膽囊炎、消化性潰瘍、慢性胃炎、慢性胰腺炎等。③以氣滯血瘀、氣血同病為主要症候的循環系統疾病，如心律失常、冠心病心絞痛、高血壓、早期肝硬化等。④以驚、抽、

搐、攣等氣機不和為審證要點的精神、神經系統疾病，如癲癇、失眠、神經衰弱、精神官能症等；⑤以氣機紊亂、升降失職、陰陽失調等為審證要點的婦女更年期症候群、呃逆、精神緊張、汗出過多等。

現代藥理研究顯示：①對反覆呼吸道感染者能顯著增強機體的細胞免疫功能，使免疫功能低下狀態得到糾正，以發揮正常的抗感染免疫作用。②能調節內分泌，預防胰腺炎復發以及慢性胰腺炎急性加重。③抗衰老和抑癌的作用。④能夠抑制胃蛋白酶的分泌，減低胃液對黏膜的損害作用而發揮抗潰瘍作用。⑤具有顯著的解痙作用。⑥具有抗癲癇及鎮靜作用。⑦對於急性炎症性疾病有一定的抗炎作用。⑧具有保肝作用，而且本方毒性小，動物實驗顯示連續口服 4 週，對生長發育、肝、脾、腎上腺、胸腺的重量等均無顯著影響。

藥味藥量的加減化裁：柴胡桂枝湯原方用小柴胡湯與桂枝湯各取原劑量的二分之一而成。方中以柴胡為君，使少陽之邪開達，助桂枝使邪得以仍從太陽而解；黃芩清內熱；少陽證必嘔，而心下支結，接近胃口，故用人參、生薑、半夏，通胃陽以助氣；人參、甘草、大棗補虛防邪之內陷；雖曰和解，亦為開達祛邪之法。柴胡桂枝湯在臨證的具體應用中多有加減化裁。這些加減化裁中有據方加減，也有據理加減，變化較大，以使之能針對不同的病因、病機發揮良好的治療效果，這也是其應用範圍廣泛的原因之一。藥味的加減：若病因已不純為風

第二章 經方應用研究

寒，無明顯虛損之象而兼溼挾熱者，則滋膩之人參、甘草、大棗，溫熱之薑常裁去，加行氣、利溼清熱之品如蒼朮、厚朴、藿香、砂仁以助其功；氣滯而兼血瘀者多配活血之藥如丹參、鬱金、牡丹皮、牛膝，甚則鱉甲、土鱉蟲之類。陰虛者去溫燥之半夏；脾虛無熱象者去苦寒之黃芩。

藥量的變化：柴胡桂枝湯方中諸藥隨所治病症不同，藥量的變化幅度也較大。據黃希統計，方中柴胡一般用量為15～20g，而在治療急腹症中可用至48g，用以治療氣機鬱滯的病症中則用量較小，為5～15g。桂枝在表證或寒證明顯時用量為10～15g，最大量用至30g；而在熱象明顯時僅用5g，產生通絡作用。白芍一般用量為9～15g，但在痛證、熱證、陰虛證以及治療神經性疾病時可用至30g。黃芩、半夏、人參變化較小，一般劑量為6～15g。生薑多為6～18g，或3～5片。甘草常為3～9g。大棗多用3～9枚。

柴胡桂枝湯臨證應用廣泛，涉及各科多種病症。分析其應用廣泛的原因主要為：①柴胡桂枝湯證屬太少同病，涉及肝、膽、脾、肺等臟腑及營衛氣血的變化，同時經絡循行面積比較廣，而疾病的發生發展無外臟腑失調及氣血失和，故其應用範圍較廣。②中醫異病同治的理論支持：柴胡桂枝湯證的病機可見於多種疾病的某一階段，故雖主症不同，病機相似則可應用。③原方組方嚴謹，諸藥配伍巧妙，而臨證時又多有藥味及藥量的加減，更擴大了其應用範圍。④現代藥理研究對臨床

應用的指導。凡因外感病而用者，自是以其發汗解肌，和解少陽，以期太少雙解；有因內傷雜病而用者，則謹守病機，知常達變。同時，經方的應用推廣，主要在於對相似因、機、位的變通用，故治療以經方為法，有兼夾症候時需化裁圓通，方能宗仲景之旨，而又有所發揮。

第二節　證治特色

一、外感內傷，經脈不利，臟腑相關

　　本方治療外感病，不論西醫之診斷如何，總以《傷寒論》第146條為歸屬，其辨證用方，尚屬不難，故略之不論。而外感內傷相兼，或純為內傷雜病而用此方，其原理雖與146條相通，而其具體運用，則需醫者能動思辨，依其規矩，自為方圓，茲引2例以剖析之。

◎案

　　倪某，女，34歲。訴午後低熱，周身疼痛2個月，加重半月。2個月前開始低熱而惡風，周身痠痛，自認為感冒，而服強力銀翹片之類不效，故而就醫，中西藥雜投，治療未斷，而病症依舊。近半月來，不唯低熱（37.3～37.5℃）不退，仍惡風寒，且周身痠痛加重，以胸、左脅、頭、項、背部為甚。伴胃脘隱痛，納差，反胃，泛酸，偶發心悸，小便有時澀痛，大

便數日一行。月經愆期,經期腰腹痛。舌苔薄白,脈數。有 B 型肝炎病史多年。查:HGB 97g/L,RBC 3.01×1012/L,WBC 2.8×109/L。HbsAg(+),HbeAb(+),HbcAb(+),肝功能正常。西醫診斷除 B 型肝炎外,其餘診斷未明。沉思良久,先作外感內傷之辨。因思 2 個月來,低熱惡風,周身痠痛,又自行(或遵醫囑)服表散劑過多,似屬解表不當,餘邪未盡。所伴症狀,如納差、反胃、泛酸、心悸、小便澀痛、便祕等,顯屬內傷雜病範疇。況且內傷之候,多有臟腑功能失調,豈非低熱不退之因?而低熱惡風,餘邪未盡,何嘗不是臟腑功能失調之由?是以外感內傷,相互影響,以致纏綿難解。再辨病機之真諦,觀低熱惡風,發在午後,狀若陰虛,而面不潮紅,無咽乾口燥,則知其非。蓋外邪未盡,歷時 2 個月,雖與表證相若,然非純屬在表;又無陽明裏熱徵象。以三陽病症而論,其病不純屬在表,亦無陽明徵象,以理求之,當是其邪入於少陽,在半表半裏之間。於是則樞機不利,更兼臟腑功能失調,祛邪無力,而使熱型發生變異,表現為午後低熱惡風。觀身痛之嚴重部位,俱係太陰、少陽二經循行之地,亦與上述分析相合。至於胃脘隱痛、反胃、泛酸諸症,與《傷寒論》第 97 條所言「……臟腑相連,其痛必下,邪高痛下,故使嘔也」之膽木犯胃證,如出一轍。《靈樞經·經別》曰:「足太陽……別入於肛,屬於膀胱,散之腎,循膂,當心入散」,又曰:「足少陽……別者入季脅之間,循胸裏屬膽,散之肝,上貫心,以上挾咽……」本案病兼太少二經,少陽鬱熱上逆則犯心,下竄而礙水道;太陽經氣

不利，久久不解，則自然涉及其腑。以此求之，則前述胸脅頭項疼痛、胃痛、泛酸、心悸、小便澀痛等，乃情理中事也。看似複雜之病，而循六經辨證執簡馭繁之法，則外感內傷可寓於一方之中。方用柴胡桂枝湯加減。

處方：柴胡 10g，黃芩 10g，法半夏 10g，生晒參 8g（另煎），桂枝 10g，白芍 10g，生薑 10g，青蒿 15g，葛根 10g，當歸 10g，川芎 10g，黃耆 30g，地骨皮 15g。5 劑，每日 1 劑，水煎服。

二診：服藥 5 天，體溫已退至正常，而自覺午後微潮熱，餘症依舊，因而據證而略事增減，再服 16 日而諸症消失。繼因秋收，於田間勞累太過，以致周身酸楚，惡寒發熱，左側頭痛，胃脘不適，輕度壓痛。顯係勞復，而病機未變，仍以柴胡桂枝湯加減。

處方：柴胡 15g，黃芩 10g，法半夏 10g，太子參 10g，桂枝 10g，白芍 10g，炙甘草 6g，大棗 10g，當歸 10g，川芎 10g，延胡索 15g，半枝蓮 30g。7 劑，每日 1 劑，水煎服。

二診：服藥 1 週，諸症豁然，繼服 2 週，未曾復發。

◎案

劉某，女，31 歲，教師。腰背痛間斷發作 10 餘年。患者稟賦不足，形體纖弱，自中學時代起，常覺腰背痠痛，繼經 X 光片發現，頸椎、胸椎、腰椎骨質增生，查血沉、抗 O 均正常。

近半年來不唯疼痛拘強加重，坐不耐久，平臥則痛緩。且間斷低熱，近月來轉持續低熱（37.5℃左右），微惡風寒，微汗，飲食尚可，晨起噁心，頭暈，口乾，舌質鮮紅、苔薄白，脈弦。經中西醫治療罔效。視其腰背痛乃陳年痼疾，而低熱半年，除微惡風、微汗之外，別無表證徵象，當是氣血虛弱，營衛失調，更兼肝腎不足，筋骨不健之象，而無關外邪。或問：既無外邪，何以寒熱自汗？答曰：氣血雙虛，則營衛自難協調，衛氣當開者不開，當合者不合，營陰當守者不守，故而寒熱自汗，此屬內因所致之營衛失調。仲景曰：「病人臟無他病，時發熱自汗出而不癒者，此衛氣不和也。先其時發汗則癒，宜桂枝湯。」(54條)，與此相符。又頭暈噁心、口乾、脈弦，當是少陽見證，且前述疼痛部位，兼屬太少二經。舌鮮紅，苔薄白，是兼溼熱徵象，故以柴胡桂枝湯為法。

處方：柴胡10g，黃芩10g，法半夏10g，桂枝10g，白芍10g，蒼朮15g，黃柏10g，萊菔子10g，忍冬藤30g，豨薟草30g，老鸛草15g，威靈仙15g，海桐皮15g。7劑，每日1劑，水煎服。

二診：服藥1週，寒熱已退，汗出正常，餘症依舊。其後之治療，或以黃耆桂枝五物湯，或仿右歸丸法，依證增損而投，歷時半年餘，疼痛甚微，能堅持工作，而寒熱不再。由是言之，病由外感而有太少症候者，本方主之；病因內傷而致太少症候者，本方亦佳。因思仲景之言「雖未能盡癒諸疾，庶可見

病知源,若能尋余所集,思過半矣」,是教人挈其辨證原理,以馭繁雜。

二、肝膽氣鬱,經脈不利,兼調營衛

　　肝膽氣鬱,法宜疏肝解鬱,人所共知;若因氣鬱而致血瘀者,兼以活血,亦為常法。而病有氣鬱為主,更兼厥陽逆氣煩擾,經脈嚴重阻滯者,若純於解鬱,則難制其厥陽;若兼以化瘀,則病症之重心並不在瘀血,遂爾經氣難通。治當疏解肝膽氣鬱,並制厥陽擾動,兼調營衛以利經脈,則治法與病症相合,其效始彰。或曰何以捨氣血而言營衛?《靈樞・營衛生會》曰:「中焦亦並胃中,出上焦之後,此所受氣者,泌糟粕,蒸津液,化其精微,上注於肺脈,乃化而為血,以奉生身,莫貴於此,故獨得行於經隧,命曰營氣。」雖然「血之與氣,異名同類」,而活血化瘀以利經脈與調和營衛以利經脈,臨床之際,仍有分辨。大凡瘀血較重者,使用前法;氣鬱較重者,宜乎後法,此所以兼調營衛之來由。

◎案

　　鄭某,女,48歲。心悸數年,伴胸悶,喜嘆息。時心煩,易驚惕,噩夢紛紜,胸背脹,目脹,左側頭痛,食後心下痞滿。月經期小腹及腰痛,經色紅,伴雙乳脹痛且有結塊,經後則消。舌苔薄白,脈弦緩。縱觀此證,厥陰少陽氣鬱,顯而易見;然心煩、易驚惕、噩夢、經色紅,當是厥陽逆氣煩擾所致。

於是疏肝解鬱難制鬱陽煩擾,故需厥陰少陽同治,以制亢害;調營衛者,旨在通經隧,以利瘀滯之暢達。方用柴胡桂枝湯加減。

處方:柴胡 10g,黃芩 10g,法半夏 10g,太子參 10g,桂枝 10g,白芍 10g,生薑 10g,炙甘草 6g,當歸 10g,川芎 10g,鬱金 10g,橘核 10g,海螵蛸 20g,茜草 10g。7 劑,每日 1 劑,水煎服。

二診:服藥 1 週,頭痛緩解,情緒緊張時,偶發心悸。服藥期間,適逢月經來潮,未見乳房脹痛結塊,亦無腰痛,唯存胸脹、不欲食、多夢。仍守前方加首烏藤 30g,再服 1 週,諸症消失。

按此為柴胡桂枝湯加橘核之類,是厥陰、少陽同治而制其厥陽。其中桂枝湯調和營衛,而當歸、川芎亦調營衛,以增通利經脈之效,是病不關太陽,而借用其方。海螵蛸、茜草是仿四烏鰂骨－蘆茹丸意(蘆茹即茜草),功能涼肝活血,以協同前述功效。

三、產後虛損,太少同病,氣陰不足

產後氣陰(血)不足,恆屬多見,似可直補其虛,然因虛以致他病者,則治有先後之分。蓋純虛者,確補無疑;因虛致邪者,宜治其邪,兼顧其虛;邪氣在急者,先治其邪,後補其虛,是承表裏先後治法而加以變化。

◎案

李某，女，28歲，心悸4個月。患者於4個月前順產第二胎，便覺體力不支，心悸頻發，伴筋惕肉，心情憂鬱，曾用抗憂鬱西藥 Doxepin 治療，心悸雖有改善，但頭暈、頭痛加劇，以頭頸部為甚。失眠，口苦而乾，少氣懶言，飲食尚可，二便自調。經常患感冒，發則前額及兩太陽穴痛劇。舌質紫暗欠潤，脈緩。此證產後心悸、筋惕肉、口苦而乾、少氣懶言，是產後氣陰雙虛之象，然則純虛者，未必心情憂鬱，頭痛劇烈，是必因氣陰之虛，而樞機運轉失常，營衛難以暢達，經脈為之鬱滯使然。舌質紫暗，蓋由營衛不利所致，未必便是瘀血。觀其痛位，只在太少二經；而心情憂鬱、口苦，則屬小柴胡湯證範疇。方用柴胡桂枝湯加減。

處方：柴胡10g，黃芩10g，法半夏10g，生晒參6g（另煎），桂枝10g，白芍10g，煅龍骨、煅牡蠣各20g，延胡索15g，麥冬10g，五味子10g，當歸10g，川芎10g，首烏藤30g。7劑，每日1劑，水煎服。

二診：服上藥7劑之後，諸症大減，頭頸部基本不痛，心情較為和暢。適逢感冒，僅覺周身不適，其苦不甚。仍以原方加減7劑，唯餘筋惕肉，夜寐不安，當是氣陰未復之象，故以黃耆生脈飲加養血活血、寧心安神之品收功。綜觀治療全程，是以疏解為主，補虛相繼。

四、諸虛百損，實邪內結，和緩圖之

《素問‧三部九候論》曰：「實則瀉之，虛則補之。」故純虛、純實者，尚屬易治。其有虛實相兼者，則治療頗費周折。一般來說，以實為主者，則攻其實，兼以補虛；以虛為主者，則補其虛，兼以攻實；虛實相當者，則攻補兼施，亦可酌情而定。唯大實有羸狀者，一般病情危篤，救治誠難。若就大實而言，峻攻尤恐不及；就體虛而論，峻補尚嫌其緩。絕不可將虛實對立看待，而應作唯物辯證法分析。蓋人體之內，絕不會有無緣無故之實，亦不會有無緣無故之虛。若因邪氣過實，久延不解而致正虛者，除非正氣過虛，危在旦夕，則不必輕議補法。蓋實邪不祛，終為正氣之害。故祛得一分實邪，便可恢復一分正氣，此祛邪之實，即所以補正之虛。反之，若因正氣久虛，人體功能難以運動變化，或病邪相侵而實者，是正虛為邪實之根源。此時補正之虛，即所以祛邪之實。本節所言，僅以邪實致虛為例，簡要說明思辨過程，重點闡述待病情緩解之後，以和緩為法，作長久之計。

◎案

尹某，男，37歲。1994年9月27初診。患病毒性肝炎多年，伴肝硬化腹水、食道靜脈曲張。自訴 2 個月前曾因上消化道大出血 1 次，輕度休克，而急診住院。經用各種搶救措施，出血停止，體力略有恢復而出院。出院時，囑用中藥利水，待腹水

消失後，再行手術治療。望之形體消瘦，面色晦暗，爪甲蒼白，少氣無力，腹部膨隆。訴精神不振，睡眠難安，腹脹，小便少，不欲食，偶爾右脅痛。叩之有中度腹水徵。下肢浮腫。舌苔薄白，脈弱。此病若論其虛，則氣血內外皆虛，然則致虛之由，顯係病邪未解、結為積聚所致，故取活血利水消痞為法。

處方：金錢草 30g，海金沙 15g，雞內金 10g，澤瀉 10g，益母草 30g，豬苓 10g，茯苓 30g，阿膠 10g，五靈脂 10g，製鱉甲 10g，製香附 10g，製三稜 10g，製莪朮 10g。另用雲南白藥每日 4g，分 3 次沖服。

此方係仿二金湯、豬苓湯、鱉附散之意化裁而成，攻而不甚峻猛，以其大出血方止故也。用雲南白藥意在防止再度出血，且能疏絡中之瘀滯。治療 3 週，於 10 月 21 日做腹部彩色超音波探查：無腹水徵，肝脾腫大，門靜脈增寬。腹脹消失，小便如常，面色晦暗大有減輕，精神好轉，可以較長時間散步或弈棋。仍與上方加減治療至 11 月中旬，未見腹水徵象，然後停藥。11 月底行脾切除術及賁門周圍血管離斷術，傷口癒合良好，月餘出院。唯胸部 X 光片顯示盤狀肺不張，膈肌升高。再次求診，症見：胸悶、噯氣、乾噫食臭、二便自調，曾以生薑瀉心湯，治療 2 週。再拍胸部 X 光片：肺不張現象消失，雙肺活動正常。訴食後胃脘飽脹，左上肢上舉困難，痠軟無力。繼以香砂六君子湯略加疏肝和血之品，孰料調治月餘，病症反而加重，更見胸悶憋氣、肢體乏力、食慾不振、脅痛、關節疼痛

等。起初,大惑不解,以為患者腹水消退,手術順利,肺不張消失,是大病方癒無疑,又見胃脘飽脹等症,用上述方藥,何以有此反常現象?反躬自問,始覺必是方藥與病症之間,尚有一間未達。因而恍然有悟:脾臟雖已切除,賁門周圍血管雖已離斷,但肝之積聚尚存,仍是內有大實,未可猛然進補。《金匱要略・臟腑經絡先後病脈證》曰「見肝之病,知肝傳脾,當先實脾」、「肝虛則用此法,實則不在用之」。觀此,是犯實實之戒明矣;令人愧悔有加。其理雖是,而不可矯枉過正,便議攻法。蓋患者畢竟正虛,又經大吐血及大手術兩次創傷,若徑用攻法,豈非駝醫乎!補法既已失誤,而攻法又不可妄行,踟躕再三,唯從和法中求之,或能別開生面。觀柴胡桂枝湯,依證化裁,則能疏導肝膽,通行三焦,伐木邪於瘀滯之中,則脾胃自無賊邪之患,水道可無停積之憂;又能調暢營衛以利經脈氣血,是補不見補、攻不見攻之和緩法也。故用柴胡桂枝湯加減。

處方:柴胡10g,黃芩10g,法半夏10g,生晒參6g(另煎),桂枝10g,白芍10g,黃耆30g,當歸10g,川芎10g,焦白朮10g,製鱉甲10g,製香附10g。

或加製三稜、製莪朮等,調理3月餘,症狀全部消失,體力恢復尚佳,肝硬化雖然仍在,而肝功能正常,可堅持半日工作。繼以上方加減,製成丸劑,再服3個月,療效堪稱鞏固。因而提出「諸虛百損,實邪內結,和緩圖之」。

下篇　現代研究

第三節　名醫驗案

一、李賽美柴胡桂枝湯運用經驗探討

（一）辨識病機，抓住主症

　　柴胡桂枝湯出自《傷寒論》第146條，原文曰「傷寒六七日，發熱，微惡寒，支節煩疼，微嘔，心下支結，外證未去者，柴胡桂枝湯主之。」柴胡桂枝湯為小柴胡湯與桂枝湯的合方，是治太少表裏雙解之輕劑，治外有表證而見「支節煩疼」，內有少陽氣鬱而見「心下支結」，是以表證雖不去而已輕，裏證雖已見而未甚為主要病機的病症。如章虛谷《傷寒論本旨》曰「此小柴胡與桂枝合為一方也。桂枝湯疏通營衛，為太陽主方小柴胡和解表裏，為少陽主方。因其發熱微惡寒，肢節疼痛之太陽證未罷，而微嘔，心下支結之少陽證已現，故即以柴胡為君，使少陽之邪開達，得以仍從太陽而解也。少陽證必嘔而心下支結，逼近胃口，故小柴胡用人參、生薑、半夏，通胃陽以助氣，防其邪之入腑也。然則雖曰和解，亦為開達祛邪之法，故可仍從汗解。」故柴胡桂枝湯證，一是針對外感榮衛不和、血弱氣盡之病機，二是針對臟腑尤其是脾胃、肝膽氣機不和，該方既有和解少陽、解肌發表之功，可治外感傷寒太少兩陽之病又有外和營衛，內調氣血之效，可治內傷雜病營衛氣血經脈不通之病。外感類，病邪兼夾較多，重心以實為主，但多有體虛受邪

的背景內傷雜病類，以肝鬱脾虛，膽鬱犯胃為主，邪氣兼夾較少，多見於素體肝膽氣鬱較甚，而脾胃偏虛，復因外感風寒濕引發，而致氣滯不暢，木鬱侮土，氣鬱生熱，血因氣滯，致使病發雜狀。除針對病機外，抓主症亦是臨床應用經方的思路之一。劉渡舟教授就曾經提出運用經方要抓主症的觀點，認為《傷寒論》原文所昭示的六經方證，是張仲景在臨證中反覆提煉出來的極可靠的分析依據和辨證指標。即使它們出現在主訴病症之外，也往往反映出病變的本質。所以說「抓住主症，治好了病，也就發展《傷寒論》的治療範圍，擴大了經方使用」。主症從某種程度上反映了湯證的病機特點，當臨床表現複雜而對病機掌握有一定難度的時候，抓住主症可謂另闢新徑。根據柴胡桂枝湯主症之支節煩疼、心下支結，李教授靈活應用其於風濕性關節炎患者，本有支節煩疼，同時又因挾有肝氣而胸脅苦滿，或者脅背作痛等證，方證相宜，療效滿意。

(二) 掌握病位

擴用《傷寒論》方劑離不開六經辨證的指導。而六經有其經絡的物質基礎，故擴用《傷寒論》方劑與經絡有密切的關係。各經都有自己獨特的循行路線，受病之經往往會在其循行部位上出現各種病症。因而，著眼於病變所在經絡循行部位，然後揣度其寒熱虛實之病機，選用《傷寒論》中治療該病的相應方劑，就成為擴用經方的一個常見方法。因此，從六經辨證的角度而

言，外感病中虛人外感或失治誤治，外邪內傳少陽，內傷雜病中，症狀複雜，從病位角度考慮病機，從而選方用藥。柴胡桂枝湯病涉太陽、少陽二經，既有太陽病之發熱、微惡寒、支節煩疼，又有少陽氣鬱之內有少陽氣鬱而見「心下支結」，臨證時掌握其病位、經絡循行特點，運用柴胡桂枝湯於外感病及內傷雜病中。

（三）延伸治法

李教授認為，經方運用，首先應於病因、病位、病機上尋根本，而不是拘泥在病名、病症上尋枝節。同一證型，可出現於不同疾病的不同階段而相似的病機，因病因、病位的重心不同，可出現差異性較大的臨床病症表現，如肝氣鬱滯，可表現為脅痛，亦可表現為痛經。故經方的靈活應用，應建立在對其病因、病位、病機的掌握的基礎上，才能獲得良好的臨床療效。經方的應用推廣，主要在於對相類似的因、位、機變通活用。如本方主治病因可由風寒推及風溼，乃因同為陰邪，產生了相通的病機氣機的阻滯主治病位可由太陽少陽推及肝膽脾胃，是因為少陽氣樞以肝膽為源，太陽營衛以脾胃為本主治病機可由營衛樞機不利推及氣血不和，在於氣血營衛標本相通衛為氣之標，氣為衛之本營為血之標，血為營之本。經方為法，兼夾時需化裁圓通。學中醫常強調學經方的重要性，其原因在於，經方有「法」的提綱性作用。但隨症候的兼夾不同，需化裁

方藥，方能適應臨床的實際要求，並可使主治病症、病種得以推而廣之。柴胡桂枝湯中的小柴胡湯可疏肝解鬱，清熱除煩，理脾扶正，於此證病機相合，用之可使肝氣條達，少陽樞機運轉，鬱於半表半裏之邪熱得除桂枝湯為桂枝甘草湯辛甘化陽與芍藥甘草湯酸甘化陰之合，用之可外和營衛，內調陰陽、理脾胃。臨床掌握了其基本的病因、病機，合理化裁後應用於治療內傷雜病如更年期症候群、風溼性疾病當中。

（四）運用特色

日本漢方醫家對《傷寒論》方的運用，提供「其證同也，萬病一方，其證變也，一病萬方」的方證相對原則。反映在擴用《傷寒論》方劑方面，則是不論病種及主訴症狀如何，只要患者出現有《傷寒論》原文中能反映疾病本質症候，即可運用《傷寒論》方劑治療。根據門診驗案經驗總結，李賽美教授運用柴胡桂枝湯治療疾病時具有方證相對，靈活變通的特色。柴胡桂枝湯證，一是針對外感榮衛不和、血弱氣盡之病機；二是針對臟腑尤其是脾胃、肝膽氣機不和。外感類，病邪兼夾較多，重心以實為主，但多有體虛受邪的背景內傷雜病類，以肝鬱脾虛，膽鬱犯胃為主，邪氣兼夾較少，多見於素體肝膽氣鬱較甚，而脾胃偏虛，復因外感風寒溼引發，而致氣滯不暢，木鬱侮土，氣鬱生熱，血因氣滯，致使病發雜狀。李賽美教授師古而不泥古，透過臨床實踐，辨病機、抓主症、方證相對。靈活變通應

用於治療虛人外感、外感失治、誤治導致的變症及內傷雜病中的更年期症候群、四肢關節疾病等，大大拓展了此方的臨床應用範圍。李賽美教授認為柴胡桂枝湯依據不同辨證方法而用於臨床，推而廣之，從不同的辨證思路來應用經方，這既是宗經典條文之旨，又有利於擴大經方的應用領域。有因外感病而用者，自然不越條之宗旨有因內傷雜病而用者，則必然會其意，引申用之，要在謹守病機，知常達變。

（五）驗案介紹

1. 感冒

流行性感冒是因流感病毒侵襲人體導致的上呼吸道感染性疾病，屬於中醫「時行感冒」範疇，臨床多見惡寒，發熱，或者往來寒熱，汗多，全身肌肉關節疼，納差等症狀。因是病毒感染，未合併細菌感染，多見血液常規檢查中白血球不高，抗生素無效，且抗感染治療後往往使病情反覆，遷延難癒。觀其主證，正符合《傷寒論》柴胡桂枝湯方義，故投以柴胡桂枝湯調和營衛、解肌發汗，疏散邪熱，且寒溫並用，攻補兼施，與病機甚符。

◎案

鄧某，女，21歲。2006年7月1日初診。2006年6月30日晚突發高熱。症見：發熱，體溫38℃，汗出，惡風寒，口乾稍苦，咽乾痛，頭痛，兩側太陽穴附近為甚，四肢肌肉痠軟疼

痛，涕清稀、量多，納差，眠可，大便數日未行，舌紅苔少，脈浮細。六經辨證屬營衛不和，衛外功能失調，病邪涉及少陽半表半裏，且正氣已現不足，治療當太少兩經兼顧，用柴胡桂枝湯加味。

處方：柴胡 10g，黃芩 10g，生薑 10g，法半夏 10g，大棗 10g，桂枝 10g，白芍 10g，青蒿 10g，玄參 15g，炙甘草 6g，太子參 30g，生石膏 30g。3 劑，每日 1 劑，水煎服。

1 劑盡，患者下午體溫恢復正常，劑盡，諸症悉平。

2. 肩背疼痛

肩背疼痛是臨床常見症狀，多由於過度勞動、落枕等原因引起，五十肩、頸椎病等疾病也會引起，具有較高的發病率。循其經脈，人體頸項後背部位為太陽經脈走循之處，肩背兩側為少陽經所過之處，太陽、少陽經脈不舒，出現頸項及背部僵直不適感，甚者出現疼痛。故用桂枝湯疏利太陽經脈，小柴胡湯疏利少陽經脈，如此則太少兩經之經氣運行正常，通則不痛，肩背疼痛自止。臨床應用時加入葛根、薑黃、川芎、羌活等以加強活血止痛，則療效尤佳。

◎案

梁某，女，46 歲。2007 年 5 月 26 日初診。1 週前出現左肩關節疼痛，背部痠痛不適，納眠可，二便調，舌淡紅，苔薄白，脈沉細。肌肉關節無紅腫，活動正常。查 X 光示頸椎退行

性變。循其經脈走行，中醫辨證為太少兩經經氣不利，投以柴胡桂枝湯加味。

處方：桂枝 10g，白芍 10g，生薑 10g，大棗 10g，柴胡 10g，黃芩 10g，法半夏 10g，薑黃 10g，三七片 10g，葛根 30g，太子參 30g，木瓜 15g，威靈仙 15g，炙甘草 6g。7 劑，每日 1 劑，水煎服。

7 劑盡，諸症大減，續服 3 劑，諸症悉平。

3. 四肢疾病

四肢疾病指四肢麻木、疼痛，或關節疼痛等症狀，是臨床常見的一種症狀，許多疾病都可以引起，譬如西醫的風溼、類風溼性關節炎，中風後遺症等。還有一些往往是主觀症狀多而客觀體徵少，各項檢查結果均正常，病情時輕時重，波動性大，臨床治療非常棘手。究其病機往往是外邪侵襲，經絡營衛氣血失和，功能失調，經氣不利，運行受阻，筋脈阻滯，痺阻關節，不通則痛，日久則易導致痰溼、瘀血停留。抓其主證，根據柴胡桂枝湯原文所講「支節煩疼」的論述，投以柴胡桂枝湯加減治療，和解樞機，調暢氣血營衛，自然通則不痛。臨床應用加祛溼、舒筋、活血的藥物，如薏仁、葛根、三七片等。

◎案

麥某，女，40 歲。2006 年 5 月 16 日初診。患者 10 餘年前出現全身骨節疼痛，寒冷時疼痛尤甚，惡寒，口稍苦，白帶

量多,月經提前,納可,眠差,二便調,舌淡,苔白滑,脈弦滑。按風溼治療無效,關節肌肉無紅腫,無壓痛,肢體關節活動正常。中醫辨證為樞機不利,寒溼凝滯,經絡氣血營衛失和。治以暢樞機、祛寒溼、調和經絡氣血營衛。方用柴胡桂枝湯加味。

處方:柴胡 10g,黃芩 10g,生薑 10g,大棗 10g,法半夏 10g,桂枝 10g,白芍 10g,三七片 10g,茯苓 15g,葛根 15g,薏仁 30g,太子參 30g,炙甘草 6g。5 劑,每日 1 劑,水煎服。

二診:5 月 23 日。服上藥後全身骨節疼痛好轉,手稍許疼痛,天氣變寒及雨天時關節仍疼痛,納可,眠稍差,小便可,舌淡,苔薄潤,脈弦滑。繼用上方去葛根加牡蠣 30g、浙貝母 10g,5 劑。5 劑後患者諸症悉平。

4. 更年期症候群

婦女更年期症候群屬於中醫學「絕經前後諸證」的範疇,女子以陰血為本,以肝為用,肝腎不足,疏泄失常,氣機鬱滯,陰陽失衡,是導致該病發生的主要因素,肝腎不足,必然影響到脾、心諸臟,從而導致臟腑功能紊亂,機體陰陽氣血營衛失調,故治當調補肝腎,暢達樞機,平衡陰陽,調和營衛。對於本病之治,單純補腎雖有一定的療效,但一則療效不能鞏固,再則多見無效,關鍵問題在於此類患者多有邪氣鬱遏,肝鬱不舒,少陽樞機不轉及陰陽營衛失調之病機,治當攻補兼施,標

本同治。柴胡桂枝湯中的小柴胡湯可疏肝解鬱，清熱除煩，理脾扶正，於此證病機相合，用之可使肝氣條達，少陽樞機運轉，鬱於半表半裏之邪熱得除桂枝湯為桂枝甘草湯辛甘化陽與芍藥甘草湯酸甘化陰之合，用之可外和營衛、內調陰陽、理脾和胃，自古即為烘熱汗出之效方，《傷寒論》中以之治療「臟無他病，時發熱自汗出而不癒者」即是明證。

◎案

張某，女，48歲。2006年10月21日初診。患者於2005年初開始月經紊亂，全身乍寒乍熱，顏面陣陣潮熱，隨即汗出，頸以上為甚，夜間手足心發熱，心煩，口苦，咽乾，眠差，舌淡紅，苔薄白，脈弦細。曾服知柏地黃丸、逍遙丸等，效果不佳。辨證為肝腎不足，營衛不調，邪鬱少陽，氣機鬱滯。方用柴胡桂枝湯加減。

處方：柴胡10g，黃芩10g，生薑10g，大棗10g，法半夏10g，桂枝10g，白芍10g，當歸10g，女貞子15g，墨旱蓮15g，生地黃15g，何首烏30g，太子參30g，生龍骨30g，生牡蠣30g，炙甘草6g。5劑，每日1劑，水煎服。

5劑盡，諸症減，繼服5劑後，諸症悉平。以調補肝腎藥物調理鞏固。

二、張懷亮教授運用柴胡桂枝湯經驗

(一) 感冒

◎案

魏某，女，23歲，低熱3週。3週前受涼感冒後出現頭痛，咳嗽痰少，發熱38℃左右，惡寒。症見：持續低熱，白天體溫37℃，夜間體溫37.2～37.3℃，惡寒，汗出，頭痛，咽痛，咳嗽，時時欲嘔，身乏力，大便一週一次，無所苦，月經量可，1～4個月一行，經期腹痛。舌暗，苔薄白膩，脈滑數，給予柴胡桂枝湯加陳皮、牛蒡子、五味子、茯苓，5劑即癒。

按本案患者乃是柴胡桂枝湯原方主治的經典病例，患者感冒3週，仍見惡寒、發熱、汗出、咳嗽等症，知是表邪未解；小柴胡湯原方後言：「但見一證便是，不必悉具」，症見咽痛，欲嘔，乃是邪入少陽，因而給予柴胡桂枝湯，牛蒡子利咽兼能潤腸通便，加五味子、茯苓，取苓桂五味甘草湯之意，用此方治療乾咳無痰，每獲良效。縱觀全方，兼顧患者病情各個方面，然各有其道，如吳鞠通化症回生丹方後言：或者病其藥味太多，不知用藥之道，少用獨用，則力大而急；多用眾用，則功分而緩。古人緩化之方皆然，所謂「制之師不畏多，無制之師少亦亂也」。

（二）鬱證

◎案

李某，女，35歲。急躁、恐懼3年。患者3年前出現急躁、恐懼，經西藥及中藥湯劑治療不效，來診時倦怠乏力，急躁易怒，獨處時有恐懼感，畏寒，納可，眠可，口中和，二便尚調，觀舌淡，邊有齒痕，苔薄白，切脈沉細，處以柴胡桂枝湯加茯苓、乾薑、磁石，7劑，每日1劑，水煎服。

加減服1個月後，急躁、恐懼消失，唯仍不敢獨處，舌紅，苔薄白，脈細，中藥以上方加炒酸棗仁15g、柏子仁15g、黃耆30g，服上方半月後病如瘥。

按此案患者屬於中醫「鬱證」範疇，急躁、易怒因肝氣不舒，不敢獨處乃是心膽氣虛表現，處以柴胡桂枝湯，方中小柴胡湯可疏肝解鬱，使肝氣條達，少陽樞機運轉，桂枝湯則內調陰陽，初診見患者舌淡有齒痕，且畏寒，有脾虛之象，故加茯苓、乾薑溫中健脾益氣，急躁易怒消失唯不敢獨處，則心膽氣虛明顯，加酸棗仁、柏子仁以養心膽之氣，《本草彙言》說酸棗仁能「補五臟，如心氣不足，驚悸怔忡，神明失守」，《本草綱目》「其仁甘而潤，故熟用療膽虛不得眠」；柏子仁具養心血之功，《本草綱目》「養心氣，潤腎燥，安魂定魄」，《藥品化義》「柏子仁……香氣透心，體潤滋血」，黃耆升氣、補氣，《醫學衷中參西錄》「黃耆性溫，味微甘，能補氣，兼能升氣，善治胸中大

氣下陷」，三藥均可補養心膽氣血，故患者服柴胡桂枝湯合此二藥半月後心膽氣虛去，不敢獨處亦癒。

（三）不寐

◎案

張某，女，54歲。入睡困難2月餘。患者2個月前因情緒波動後出現失眠，入睡難，易醒，多夢，夢一般，心煩甚，全身倦怠乏力，情緒低落，時心悸，善太息，不畏寒，納可，喜熱，口乾、口苦、口黏，時潮熱汗出，二便調。舌暗，苔膩，脈沉細，患者就診以來先後服用酸棗仁湯、一貫煎等效果不明顯，後使用柴胡桂枝湯加合歡花、炒酸棗仁、生龍骨、生牡蠣、首烏藤、太子參7劑而獲效。

按此案患者除不寐外，兼見潮熱汗出、口乾苦等陰虛內熱之象，故先用一貫煎、酸棗仁湯等清熱除煩，養陰安神之劑，然不效，知患者不寐乃是因肝膽鬱熱，營衛失和所致，故取柴胡桂枝湯、小柴胡湯疏肝解鬱，兼清邪熱。《靈樞‧口問》：「衛氣晝日行於陽，夜半則行於陰，陰者主夜，夜者臥，陽者主上，陰者主下，故陰氣積於下，陽氣未盡，陽引而上，陰引而下，陰陽相引，故數欠。陽氣盡，陰氣盛，則目瞑；陰氣盡而陽氣盛，則寤矣。」今患者營衛失和，衛氣獨行於外，陽不入陰故不能眠，故用桂枝湯調和營衛、燮理陰陽，再加解鬱安神養陰之品7劑而瘥。

（四）顫證

◎案

張某，女，64歲。下肢震顫2月餘。2個月前始出現右腿顫抖，在門診服藥後腿部顫抖消失，僅遺留右腳趾顫抖，口齒常不自主咀嚼，心煩明顯，時有心悸胸悶，欲太息，情緒低落、緊張恐懼，時有幻聽，聞人語聲，納少不欲食，時時呃逆，口乾口苦，陣發潮熱汗出，入睡困難，多夢，大便乾，兩日一行，舌淡胖暗，苔薄白微膩，脈沉。治以清肝膽、和營衛、寧心神。方用柴胡桂枝湯加炒酸棗仁、生龍骨、生牡蠣、枸杞子、山茱萸、黃柏、淫羊藿、黨參7劑獲效，口齒咀嚼及腳趾顫抖基本消失。

按此患者初看症狀複雜多樣，頭緒難尋，然化繁為簡，除去足趾顫抖，心煩急躁、情緒不平、口乾口苦，呃逆等是肝膽鬱熱之象，入睡難且多夢、潮熱汗出是為營衛失和、陰虛有熱，緊張恐懼、幻聽、聞人語聲乃心神不能內守，故立清肝膽、和營衛、寧心神之治則，方選柴胡桂枝湯，加用生龍骨、生牡蠣、酸棗仁以寧心安神，並加枸杞子、山茱萸、黃柏、淫羊藿等滋補肝腎、和洽陰陽，縱觀全方，無針對止顫之藥，而足趾顫抖癒，說明臨證只要謹守病機，即使不針對某一症狀單獨用藥亦能有良效。正所謂：謹守病機，各司其屬，有者求之，無者求之。

柴胡桂枝湯自張仲景創用至今，已廣泛應用於治療神經精

神、消化、循環、呼吸等多系統疾病，實驗研究證明：柴胡桂枝湯可以增強機體免疫功能，減輕致病因素對機體損傷，提高機體的抗病能力，其在外感和內科雜病的應用中，已遠大於本方在《傷寒論》中用於治療「太陽之表不解兼見少陽證」的主治範圍，究其原因在於柴胡桂枝湯組方巧妙：以小柴胡湯和解少陽之邪，清肝膽之熱；以桂枝湯調和營衛，兩方合用共奏清肝膽、和營衛之功，臨床上無論何病，但病機相合，均可根據病因病機靈活加減配用他藥，恰當應用必獲奇效。

三、賀娟教授臨床應用柴胡桂枝湯驗案 2 則

（一）全身不適、難以名狀

◎案

馬某，女，64 歲。2011 年 6 月 5 日初診。自訴全身不適無定處。兩腋、脅下脹悶疼痛，難以忍受，需不斷按揉方可緩解，且從頸項、肩部、腰背部至大腿部有冷感，感覺有冷風直吹頸項部。情緒悲傷，常哭泣不止，口苦，食慾不佳，大便少，睡眠欠佳。舌紅，苔薄白，脈滑。治以太少兩解、宣展樞機。方用柴胡桂枝湯加味。

處方：柴胡 18g，黃芩 12g，黨參 8g，清半夏 10g，桂枝 15g，白芍 15g，生薑 3 片，大棗 15g，炙甘草 10g，小麥 30g，片薑黃 15g。7 劑，每日 1 劑，水煎服，每日 2 次。

二診：服上藥 2 劑後，哭泣症狀消失，5 劑後腋下、脅下疼痛基本消失，其他症狀均有減輕。但近 2 天下肢及胯部出冷汗，並且汗後疼痛，且時覺面部有腫脹感，排尿多。刻下脊柱兩側發涼感較明顯，畏風，不敢坐涼板凳、吹冷氣。考慮患者衛氣不足、衛表不固，於前方加白朮 10g、防風 30g、鹿角霜 10g 以加強溫陽益氣固表之力。繼服 7 劑。

三診：自訴服藥後肩背怕冷症狀好轉，言自己捏揉肩部可以減輕冷風吹的感覺，伴胸悶心慌。鑒於患者肩背怕冷捏揉後減輕，又兼見胸悶心慌等不適，考慮為局部血脈瘀滯所致，更於前方加全蠍 6g、地龍 6g、丹參 30g 以改善血液循環。再服 7 劑。

隨後患者再診時訴出現眼部不適、噁心、手顫、多夢等不適，但主症已明顯減輕，故仍以柴胡桂枝湯為主方隨證加減。2012 年春節，患者女兒回饋，已停藥月餘，無明顯不適。

按兩腋、脅下為足少陽膽經循行部位，後頸、腰背至大腿部為足太陽膀胱經循行部位，故兩腋、脅下脹悶疼痛，從頸項、腰背至大腿部有冷感，此為太陽、少陽合病；患者情緒悲傷，常哭泣不止，為肝失疏泄、少陽樞機不利所致。故用柴胡桂枝湯方開太陽以祛外邪，疏少陽以利樞機，治療邪鬱太少之全身不適，切合病機，故效如桴鼓。

（二）掐按肌肉呃逆

◎案

　　李某，女，59歲。2013年5月12日初診。呃逆3年，掐按皮膚肌肉則呃逆連聲，並自覺呃逆涼氣。伴胸悶痛不適，喜揉按，手指有腫脹感。大便不成形，每日1次，睡眠可。舌淡暗，苔薄白，脈弦。治以疏肝理氣、調和營衛、降逆止呃。方用柴胡桂枝湯加味。

　　處方：柴胡12g，桂枝15g，白芍15g，炙甘草10g，生薑3片，大棗15g，法半夏10g，黨參10g，黃芩10g，白朮30g，茯苓30g，旋覆花10g，代赭石10g，羌活1g，丹參30g，水蛭6g，蚖蟲3g。7劑，每日1劑，水煎服，每日2次。

　　二診：呃逆明顯減輕，自覺呃逆涼氣減少，背涼減輕，本次掐按身體後不再呃逆，但仍稍胸痛，大便不成形，每日2次。效不更方，於前方加肉桂10g、赤石脂10g、片薑黃15g。繼服7劑。後隨診服藥月餘，隨訪未復發。

　　按呃逆，《黃帝內經》本謂之「噦」、「氣逆」。雖然其病因複雜，可由多種疾病引起，但最終都是因胃氣上逆動膈而成，故《素問・宣明五氣論》曰：「胃為氣逆，為噦。」肝膽氣機鬱滯導致胃氣上逆亦是呃逆的病機之一，《素問・藏氣法時論》所言「肝病者，兩脅下痛引少腹，令人善怒，虛則目無所見，耳無所聞，善恐如人將捕之，取其經，厥陰與少陽，氣逆則頭痛，

耳聾不聰，頰腫，取血者」，即描述了肝氣鬱滯、肝膽同病所致「氣上逆」之呃逆證。搯按全身肌肉出現呃逆之象臨床並不罕見，考《金匱要略・臟腑經絡先後病》，其云：「腠者，是三焦通會元真之處，為血氣所注。」三焦外應皮膚腠理毫毛，營衛循脈，循環周身，內至五臟六腑，外至腠理、皮毛，而腠理又是營衛流通交會的場所之一，可知呃逆與三焦樞機不利及營衛不和有關，故給予柴胡桂枝湯治療。此方乃小柴胡湯合桂枝湯各取半量，以小柴胡湯和解少陽，疏利三焦，條達上下，宣通內外，運轉樞機；取桂枝湯之調和營衛氣血、燮理陰陽之功。兩方相合共奏疏通三焦氣機、調和氣血陰陽之功效，恢復臟腑經絡氣化功能，並處以旋覆代赭湯降逆止呃，標本兼治，故疾病乃除。正如《中藏經》所云：「三焦通，則內外左右上下皆通也，其於周身灌體，和內調外，榮左養右，導上宣下，莫大於此者也。」

賀娟教授對柴胡桂枝湯的臨證思路的理解，重視對太陽少陽合病的闡發，尤其注重少陽經的循行部位與絡屬的臟腑。其一，「少陽」從經脈的角度可分為足少陽膽經、手少陽三焦經，且足少陽膽經是人體循行路線最長的一條經脈；從臟腑角度又包含了膽和三焦兩腑，而三焦腑是分布於胸腹腔的一個大腑，正如張景岳所說：「三焦者，曰中瀆之腑，是孤之腑，分明確有一腑，蓋即臟腑之外，軀體之內，包羅諸臟，一腔之大腑也。」少陽病變的特徵之一是病變部位廣泛、臨床症狀複雜，病人表述常莫衷一是，痛苦難以名狀。其二，《素問・陰陽離合論》

云：「太陽為開，陽明為合，少陽為樞。」又《難經》曰：「三焦者，氣之所終始也。」明確說明了少陽為人體內外氣機運轉之樞紐，是全身之氣升降出入的通道，總司人體氣化，故本方具有轉樞氣機的作用。其三，「太陽」不僅主表，還與營衛之氣有密切的連繫，桂枝湯的功效便可佐證，本方除治療表有邪以外，對內傷雜病中見營衛不和者亦可用之。故在臨床上，凡遇病位不一，病症複雜，且無明顯寒熱虛實，或見氣機阻滯、運行不利，或見營衛失和，凡屬太陽少陽合病，大可用之，往往可以收到事半功倍的效果。

四、王長洪教授運用柴胡桂枝湯的經驗述要

（一）感冒

現今感冒，失治尤多。因為感冒均以病毒感染為多，無合併細菌感染，抗生素無效，且抗感染治療後往往使病情遷延不癒，臨床多見往來寒熱、體虛多汗、頭痛頭暈、周身關節肌肉疼、納差、胃脘不適等證，正符合《傷寒論》中柴胡桂枝湯方義，每年春秋流感發生，臨床多以原方治之，隨手取效。現在臨床治感冒，一見發熱，就投以桑菊、銀翹辛涼之品，這是失誤。柴胡桂枝湯調和營衛、解肌發汗，才是正治。

（二）感染後低熱

無論是外感發熱或是內傷發熱，只要藥證相符，應用柴胡桂枝湯治療，均可獲得一定的療效，因為桂枝湯調和營衛，方中桂枝、生薑、甘草辛甘化陽，芍藥、甘草酸甘化陰，生薑、大棗、甘草補益脾胃，益氣和中，並用滋陰和陽，中氣得健，疾病焉有不癒；小柴胡湯中柴胡質清味薄，能疏少陽之鬱滯。黃芩苦重，善清少陽相火，半夏和胃降逆，人參、大棗、甘草益氣和中，扶正祛邪，實裏以防邪氣深入，全方寒溫並用，攻補兼施，升降協調。外證用之，重在和解少陽，疏邪透表；內證用之，還能奏疏利三焦，條達上下，宣通內外，和暢氣機之效。兩方合用，營衛得和，脾胃得健，樞機得利，太少雙解。

◎案

某，女，26歲。以低熱1月餘就診，西醫診斷係傳染性單核細胞增多症，抗生素治療2週罔效。症見：發熱輕、惡寒亦輕，體溫37.8℃，周身疼痛，心煩納呆，舌紅苔白，脈細數。方用柴胡桂枝湯加板藍根、大青葉治之，3劑體溫降至正常，7劑後患者痊癒出院，未再復發。

（三）功能性發熱

本病為自律神經失調所致，臨床以經前期婦女、外科術後患者多見，西藥治療辦法不多，以柴胡桂枝湯治療，常收奇效。

◎案

某，男，35 歲。術後發熱 2 月餘，體溫波動無規律，常達 40℃以上，化驗血液常規、生化指標均正常，經多方會診治療無效。症見：患者術後意識不清，發熱，微惡寒，脈弦細而數，此係功能性發熱，乃營衛失和，腠理失疏所致，停用所有抗生素，方用柴胡桂枝湯治之，六、七日體溫降至正常，神志轉清，後於行功能恢復鍛鍊半年餘，康復出院。

（四）內傷發熱

臨床很多疾病可引起內傷發熱，包括腫瘤、血液病、結締組織病等，皆以正氣不足，易感外邪為主，一旦引起發熱，患者大多體質虛弱，選用抗生素而至菌群失調，治療十分棘手。應用柴胡桂枝湯加減，多能獲效。

◎案

某老年患者，發熱 6 月餘，體溫波動在 38～39℃。持續不退，西醫診斷為自身免疫性溶血性貧血，曾用大劑量激素衝擊治療，家屬恐其不良反應，故求診於中醫。症見：往來寒熱，心煩喜嘔，嘿嘿不欲飲食，支節煩疼，微咳，舌紅苔燥，脈弦。方用柴胡桂枝湯原方治之，半月發熱止，諸症皆減，原方去黃芩續服 1 個月而癒，隨訪半年未復發。

（五）胃脘痛

柴胡桂枝湯以治療少陽兼見表證疾患為主，因少陽多鬱，若少陽為患，氣機失常，脾胃受伐，導致脾胃升降運化失常，而見胃脘支結不舒，噁心欲嘔，不欲飲食，運化失常則見肌膚失養，筋肉疼。方中小柴胡湯和解少陽，使氣機得暢，脾胃從樞楛而出，加之桂枝湯調和脾胃，健中補氣。臨床上以此方加減治療慢性萎縮性胃炎、膽汁反流性胃炎、消化性潰瘍等疾病數百例，多有效驗。

◎案

某，男，32歲，患克隆氏症。農民，全家賴其收入為生，發病表現為間斷低熱，噁心嘔吐不欲食，胃脘支撐滿悶作痛，胃鏡下見十二指腸水平部及空腸起始部黏膜瀰漫性充血、水腫，可見多處潰瘍形成，病理見潰瘍深達肌層，未見肉芽組織生長，輾轉就診未有進展，後求治中醫。方用柴胡桂枝湯改桂枝為肉桂，芍藥、甘草用量加倍，加蒲公英、紫花地丁各15g治之，10日腹痛得緩，發熱已去，正常進食，續服20劑，複查胃鏡見原病變部位腸黏膜光滑，蠕動正常。

（六）脅痛、黃疸

少陽膽經為病，見身目黃染，脅肋脹滿，嘔吐，不欲飲食，口苦，咽乾，脈弦，吾師認為小柴胡湯和解少陽，加以桂

枝湯，調和營衛，發表解肌，使黃從汗去，常收奇效。阻塞性黃疸患者，每遇少陽膽經證者，以該方投治，並以酒大黃、厚朴、枳實等通腹之藥合用，效果靈驗。

◎案

某老年患者，西醫診斷為膽總管結石、化膿性膽管炎。症見：身目黃染，發熱寒戰，噁心嘔吐，脅肋脹滿疼痛，急診行內鏡下介入取出結石，術後服用柴胡桂枝湯加蒲公英、敗醬草各15g，1週得癒，無任何手術併發症出現。

（七）胸痹

胸痹心痛病機不外心氣血陰陽不足，兼以血瘀、痰濁等邪阻滯血脈。柴胡桂枝湯方中桂枝、甘草辛甘化陽，以助心胸之陽；芍藥、甘草酸甘化陰；人參、生薑、大棗、甘草等益氣生血，氣血陰陽面面俱到，加之柴胡疏肝理氣，半夏降逆和胃，氣機得以調暢，切中胸痹基本病機。臨證時兼有血瘀者加用桃仁、紅花、赤芍等活血化瘀；兼有痰濁者，加用石菖蒲、膽南星、白朮等健脾祛痰；陰血虛重者加阿膠、熟地黃、麥冬等滋陰養血。

◎案

王某，78歲。自訴心慌、心煩、胸悶、氣短，易自汗出，幾天前因家事不順心，遂覺症狀加重，心前區悶痛，查見面色

白，聲音低微，舌淡，苔白，脈細弱，中醫診斷為心陽氣不足兼有氣鬱。方用柴胡桂枝湯治療，果然 6 劑諸症皆減，半月後症狀全無。

（八）鬱證

鬱證是由於情志不暢，氣機鬱滯所引起的如心情憂鬱，情緒不寧，脅肋脹滿，或易怒善哭，或咽中異物，失眠等一系列複雜症狀，日久可以耗傷心氣營血，以致心神不安，臟腑陰陽失調。古時有氣、血、痰、溼、熱、食六鬱之分，但以氣鬱為先。王長洪教授以為，鬱證之患，與陰陽失和，樞機不利有關，氣鬱之心煩，微嘔，心下支結，腹脹，嘿嘿不欲飲食，周身不適等證皆可見於《傷寒論》柴胡桂枝湯證條，虛證鬱證之氣血陰陽失和亦可出現上述症狀，治療無論虛實，均可給予柴胡桂枝湯加減服用，且無論新恙久病，總與香櫞、佛手合用，取其藥性平和，理氣而不傷陰，不忘百鬱皆以氣鬱為先之古訓。

五、劉渡舟教授用柴胡桂枝湯治療頑疾選萃

（一）治療肩背疼痛

肩背疼痛是臨床常見的一種症狀，多因落枕、長時間伏案寫作、打字、勞動等原因引起，體力勞動者與腦力勞動者均有較高的發病率。另外，頸椎疾病、五十肩等疾病也會引起這種

症狀。劉渡舟教授認為，太陽經脈走循人體之頸項後背部位，所以，太陽經脈不舒時，多出現頸項以及背部的僵直不舒感，甚至出現疼痛。張仲景在《傷寒論》中主要採用解肌袪風、生津疏絡的治療方法，依據有汗無汗而出兩方，有汗者用桂枝加葛根湯；無汗者用葛根湯。如頸項背部與兩肩部同時出現疼痛，則上述兩方的療效就不甚理想。因為兩側不屬於太陽經脈循行的部位，而是少陽經肺所過之處，這時，宜用小柴胡湯疏利少陽經脈，故用桂枝湯疏利太陽經脈，太少兩經之經氣運行正常，則肩背疼痛自止。此即劉渡舟教授用柴胡桂枝湯治療肩背疼痛的機制所在。臨床應用時，又常加入葛根、薑黃、紅花、羌活、獨活、川芎以加強活血、止痛之功，不論新久疼痛，多能應手而癒。

(二)肝氣竄證

劉渡舟教授認為，肝氣竄證一名雖未見醫籍記載，但其症狀是自覺有一股氣流在周身竄動，或上或下，或左或右，凡氣竄之處，則有疼痛和發脹之感，此時患者用手拍打痛處，則伴有噯氣、打飽嗝，隨之其症狀得以緩解。此病多屬西醫所謂的精神官能症之類，以老年婦女為多見，中年婦女以及男性偶見。此病單純採用疏肝理氣的方法治療往往效果不好。劉老經過多年實踐，總結出用柴胡桂枝湯調氣活血，而能效如桴鼓。本方用小柴胡湯和解少陽而能疏肝理氣，用桂枝湯調和營衛而能通

陽活血，氣血調和，則諸症自癒。在臨床應用時，常加入佛手、香櫞，則療效尤佳。

（三）肝硬化

劉渡舟教授治療肝臟疾病，擅從調理氣機升降出入著手，臨床喜用柴胡類方，並加減出了一系列效方，如治療肝病氣分的柴胡解毒湯、治療肝病血分的柴胡活絡湯等，臨床均有神奇療效。而肝病患者日久不癒，由氣及血，由經及絡，出現腹脹、脅痛如刺、面色黧黑、脈來沉弦、舌質紫暗、邊有瘀斑等證。西醫檢查血漿白蛋白和球蛋白的比值（又稱 A/G）倒置、麝香草酚濁度試驗 TTT 增高，診斷為早期肝硬化者，劉渡舟教授常用柴胡桂枝湯減去人參、大棗之補，另加鱉甲、牡蠣、紅花、茜草、土鱉蟲等專治肝脾血脈瘀滯，軟堅消痞之品，可阻止肝病進一步發展，有起死回生之妙。

（四）四肢疾病

所謂四肢疾病，是指四肢麻木、疼痛的症狀而言，臨床可見於西醫學的風濕、類風濕引起的肢體關節疼痛和末梢神經炎、卒中後遺症等病引起的手足麻木。這些症狀臨床治療都是非常棘手的，尤其是類風濕引起的手足小關節的疼痛，目前尚無理想的治療方法。劉渡舟教授經過數十年的臨證探索，根據《傷寒論》原文柴胡桂枝湯主治症狀有「支節煩疼」的論述，運用

該方獲得了一定療效，可謂獨樹一幟。臨床應用時，當加入藤類活血通絡之品。如雞血藤、絡石藤則效果更好。

（五）脾胃疾病

目前，用柴胡桂枝湯治療胃、十二指腸潰瘍引起的疼痛臨床報導較多，但對其機制闡述較少。劉渡舟教授認為，柴胡桂枝湯由小柴胡湯與桂枝湯合方而成，小柴胡湯在《傷寒論》中是治療少陽病的主方，而少陽多鬱，鬱則氣機升降出入之機失於活潑，必將影響脾胃的升降功能而導致一系列消化不良的症狀。張仲景在小柴胡湯的主治證中，較多地敘述了脾胃症狀，如「心煩喜嘔，嘿嘿不欲飲食」，在其或然證中也提到了「或腹中痛」。關於小柴胡湯治療脾胃病的機制，《傷寒論》第230條有明確的論述，即「上焦得通，津液得下，胃氣因和」。桂枝湯在《傷寒論》中雖然是治療太陽中風症的方劑，但由於其具有調和營衛、調和陰陽、調和脾胃的作用。因此，本方也適用於太陰病的治療。治療太陰腹滿時痛的桂枝加芍藥湯就是由本方倍芍藥而成。在柴胡桂枝湯的主治證中也有「微嘔、心下支結」的描述。所以，本方也是一首很好的治療脾胃疾病的方劑。臨證之時，須加入白及、三七等活血止痛藥。

（六）體虛感冒

《中醫內科學》中有陰虛、氣虛、血虛、陽虛之分。證之臨床，多數體虛感冒的患者臨床表現不太明顯，僅僅自覺體倦困乏，稍受風寒，就會出現感冒症狀，但多數患者只是打噴嚏、流鼻涕，稍覺惡寒，少見發熱症狀。往往是一次感冒未癒，下一次感冒又起，長年累月，反覆發作。對於這種感冒，單純發汗，則正氣愈傷，病必不癒。劉渡舟教授根據傷寒六經辨證理論，認為體虛感冒為營衛不和、衛外功能失健，其病邪涉及少陽半表半裏，正氣已現不足，為太陽與少陽兩經之病，治療當兩經兼顧，方能獲得良好效果，柴胡桂枝湯為正治之方。以上為劉渡舟教授臨床應用柴胡桂枝湯治療的常見病症，臨證驗之甚效，如能悟透其中醫理，則能舉一反三，靈活運用。

參考文獻

[01] 王懷隱。太平聖惠方 [M]，1959

[02] 趙佶。聖濟總錄 [M]，1962

[03] 楊士瀛。仁齋直指方論 [M]，1989

[04] 朱肱。類證活人書 [M]，1955

[05] 樓鑰。文淵閣四庫全書：第一一五二冊 [M]，1986

[06] 郭雍。傷寒補亡論 [M]，1994

[07] 包來發。李中梓醫學全書 [M]，1999

[08] 傅沛藩。萬密齋醫學全書 [M]，1998

[09] 朱橚。普濟方：第三冊 [M]，1959

[10] 王燾。外臺祕要 [M]，1955

[11] 成無己。注解傷寒論 [M]，1955

[12] 成無己。傷寒明理論叢書整合初編 [M]，1939

[13] 徐春甫，崔仲平，王耀廷。古今醫統大全 [M]，1991

[14] 陶節庵。傷寒六書 [M]，1990

[15] 吳昆。醫方考 [M]，2007

[16] 皇甫中。明醫指掌 [M]，1982

[17] 李梴。醫學入門 [M]，1997

[18]　萬全。幼科發揮 [M]，1959

[19]　王肯堂。證治準繩 [M]，1958

[20]　丹波元胤。醫籍考 [M]，2007

[21]　汪琥。傷寒論辯證廣注 [M]，1958

[22]　沈金鰲。傷寒論綱目 [M]，1958

[23]　秦之楨。傷寒大白 [M]，1982

[24]　吳謙。醫宗金鑑 [M]，1963

[25]　吳清榮。張仲景小柴胡湯合方研究 [D]，2012

[26]　李賽美，李宇航。傷寒論講義：2 版 [M]，2012

[27]　阮孟選，吳清和，榮向路。柴胡桂枝湯的研究進展 [J]，2007

[28]　襲柱婷，馮學斌，李治淮等。柴胡桂枝湯對反覆呼吸道感染兒童淋巴細胞轉化率及 T 細胞亞群的影響 [J]，1997

[29]　孟彥彬，王文軍，吳新輝。柴胡桂枝湯的免疫調節作用的實驗研究 [J]，2008

[30]　熊曼琪。傷寒學 [M]，2007

[31]　曹穎甫。經方實驗錄 [M]，2004

[32]　張一丹。中醫藥防治流行性感冒的實驗與臨床研究進展 [J]，1992

[33]　彭勇。中草藥防治流行性感冒的研究現況及前景 [J]，1998

[34]　劉立。柴胡桂枝湯治療心身疾病的思路與方法 [J]，1998

[35]　胡兆明。柴胡桂枝湯治療流行性感冒療效分析 [J]，1998

[36]　張銀萍。柴胡桂枝湯加減治療感冒後低熱不解 60 例的臨床研究 [J]，2004

[37]　劉英峰，劉敏。柴胡桂枝湯在外感雜症中的運用 [J]，1997

[38]　寧顯明，朱洪民。柴胡桂枝湯治療經期感冒 68 例 [J]，2000

[39]　姚欣豔。柴胡桂枝湯治療膽囊術後發熱 1 例 [J]，1995

[40]　田村保憲。柴胡桂枝湯對於高熱驚厥複合型的使用經驗 [J]，1996

[41]　張曉梅。柴胡桂枝湯加減方對呼吸道病毒感染患者 IL-6、TNF-a 的調節作用 [J]，2002

[42]　趙秋玲，楊全峰。柴胡桂枝湯研究及應用 [J]，2005

[43]　喬新忠。加減柴胡桂枝湯臨證思辨錄 [J]，2007

[44]　李紅燕。柴胡桂枝湯加減治療消化性潰瘍臨床觀察 [J]，1996

[45]　劉方紅。柴胡桂枝湯治療慢性胃炎 120 例 [J]，2000

[46]　劉建英。小柴胡湯通調津液 [J]，1998

[47]　劉渡舟。小柴胡湯解鬱功效例舉 [J]，1985

[48]　徐如堂。柴胡桂枝湯對慢性胰腺炎的臨床療效 [J]，1998

[49]　王衛平。柴胡桂枝湯治療三叉神經痛 [J]，2001

參考文獻

[50]　郭傑，王玉平，朱瑞娥等。柴胡桂枝湯治療耳後神經痛36例 [J]，2002

[51]　王保華，李賽美。柴胡桂枝湯的臨床運用 [J]，2008

[52]　蘇孟華。柴胡桂枝湯治療肝鬱氣滯性肢體疼痛38例 [J]，2005

[53]　李天雲，賈正平。柴胡桂枝湯治療心腹卒中痛的體會 [J]，1992

[54]　李紅波，李鳳輝。柴胡桂枝湯臨床新用 [J]，2008

[55]　王永輝。柴胡桂枝湯新用舉隅 [J]，2008

[56]　王彬。柴胡桂枝湯治療甲狀腺功能減退所致低熱1例 [J]，2011

[57]　王國菊，沈一山。柴胡桂枝湯應用驗案三則 [J]，2010

[58]　陳謙峰，齊南。試析柴胡桂枝湯的臨證思路 [J]，2010

[59]　朱春紅。兩地湯驗案2則 [J]，2007

[60]　金自強。變通柴胡桂枝湯治療婦女更年期綜合症84例 [J]，2005

[61]　陳奇。中成藥與名方藥理及臨床應用 [M]，1991

[62]　馬辛，李淑然，向應強等。北京市憂鬱症的患病率調查 [J]，2007

[63]　FAVA G A, KELLNER R, MUNARI F, et al.Losses, Hostility, anddepression[J]，1982

[64] 江開達。憂鬱障礙防治指南 [M]，2007

[65] 中醫病症診斷療效標準 [M]，1994

[66] PAPPIN M, WOUTERS E, BOOYSEN F L.Anxiety and depression amongst patients en rolled in a public sector antiretroviral treatment programme in South Africa: a cross-sectionalstudy[J]，2012

[67] HAACK, S, PFENNIG A, BAUER M. Bipolar depression. Epidemiology, etiopathgenesis, and course[J]，2010

[68] SPIESSL H, HÜBNER-LIEBERMANN B, HAJAK G. Depression, a wide-spread disease. Epidemiology, care situation, diagnosis, therapy andprevention[J]，2006

[69] GEORGOTAS A, MCCUE RE, HAPWORTH W, et al. Comparative efficacy and safety of MAOIs versus TCAs in treating depression in the elderly[J]，1986

[70] 吳煜，徐桂林，楊永平等。中醫藥治療原發性肝癌研究進展 [J]，2011

[71] 王連美，吳煜。中醫腫瘤方劑組方規律探析 [J]，2012

[72] 劉贇，張錦祥，原嘉民等。運用圓運動理論治療失眠體會 [J]，2013

[73] 李虹，彭世雲等。柴胡桂枝湯抑癌效果研究 [J]，1998

參考文獻

[74] 中華醫學會神經病學分會睡眠障礙學組。成人失眠診斷與治療指南 [J]，2012

[75] 周仲英。中醫內科學 [M]，2007

[76] 張毅之，王評。《傷寒論》六經辨治失眠探討 [J]，2010

[77] 孫廣仁等。中醫基礎理論 [M]，2002

[78] 姜建國等。傷寒論講義 [M]，2002

[79] SHINOBU IWAKI, KOHTO SATOHD, et al. Treatment - resistant depression: therapeutic trends, challenges, and future directions[J]，2012

[80] 李廣浩，秦福榮。柴胡桂枝湯新用 [J]，2002

[81] 李治淮，馮學斌，襲柱婷等。柴胡桂枝湯對反覆呼吸道感染患兒免疫球蛋白 IgG 亞類的影響 [J]，1997

[82] 趙秀榮，李靜華，趙玉堂等。柴胡桂枝湯合方解熱作用關係的實驗研究 [J]，2007

[83] 堀江義則，梶原幹生，山岸由幸等。腸管虛血再灌流惹起性肝障害に對する柴胡桂枝湯の影響 [J]，2002

[84] 趙智勇，耿慧春，姚兵等。柴胡桂枝湯抗憂鬱作用的實驗研究 [J]，2006

[85] 丁泰永，金春峰。柴胡桂枝湯治療流感病毒感染小鼠的試驗研究 [J]，2004

[86] 鄧蘭瓊等。柴胡桂枝湯預防大鼠利血平胃潰瘍的機制探討 [J]，1999

[87] 鄧蘭瓊。柴胡桂枝湯對大鼠乙酸胃潰瘍黏膜表皮生長因子受體的影響 [J]，2005

[88] 鄧蘭瓊等。柴胡桂枝湯對大鼠胃黏膜保護作用的實驗研究 [J]，1998

[89] 梅武軒，鄧蘭瓊，崔世高。柴胡桂枝湯對大鼠胃潰瘍癒合質量的影響 [J]，2000

[90] 吳美娟等。柴胡桂枝湯對 D-半乳糖亞急性中毒小鼠擬衰老的實驗研究 [J]，2000

[91] 怡悅。柴胡桂枝湯對大鼠胰腺細胞的影響 [J]，1995

[92] 王均寧。柴胡桂枝湯的藥理作用與臨床應用研究進展 [J]，2005

[93] 姜建國。傷寒論 [M]，2004

[94] 梅國強。論擴大《傷寒論》方臨床運用途徑 [J]，1999

[95] 黃希，翁旭亮。柴胡桂枝湯臨床應用證治規律探析 [J]，2006

[96] 陳謙峰，齊南。試析柴胡桂枝湯的臨證思路 [J]，2010

[97] 王波。柴胡桂枝湯的藥理作用及其臨床應用 [J]，2002

[98] 肖子曾。柴胡桂枝湯的藥理研究和臨床應用 [J]，1994

[99] 唐國彬。呃逆病因病機及治療方法研究進展 [J]，2012

國家圖書館出版品預行編目資料

調和奇方柴胡桂枝湯 / 楊建宇，陶弘武，姜雪華 主編. -- 第一版. -- 臺北市：崧燁文化事業有限公司，2025.04
面；　公分
POD 版
ISBN 978-626-416-522-8(平裝)
1.CST: 中藥方劑學
414.6　　　　　　　114004221

電子書購買

爽讀 APP

臉書

調和奇方柴胡桂枝湯

主　　　編：楊建宇，陶弘武，姜雪華
發　行　人：黃振庭
出　版　者：崧燁文化事業有限公司
發　行　者：崧燁文化事業有限公司
E - m a i l：sonbookservice@gmail.com
粉　絲　頁：https://www.facebook.com/sonbookss/
網　　　址：https://sonbook.net/
地　　　址：台北市中正區重慶南路一段 61 號 8 樓
8F., No.61, Sec. 1, Chongqing S. Rd., Zhongzheng Dist., Taipei City 100, Taiwan
電　　　話：(02) 2370-3310　　　傳　　　真：(02) 2388-1990
印　　　刷：京峯數位服務有限公司
律師顧問：廣華律師事務所 張珮琦律師

-版權聲明-

本書版權為中原農民出版社所有授權崧燁文化事業有限公司獨家發行繁體字版電子書及紙本書。若有其他相關權利及授權需求請與本公司聯繫。
未經書面許可，不可複製、發行。

定　　　價：420 元
發行日期：2025 年 04 月第一版
◎本書以 POD 印製